中国瑶医药文库

瑶药材
犁头草、
铁皮石斛的研究

YIUH' MIENH
NDIEH' MIEV
JUNGHDEIH'MIEV
DAC
DIAUXLAANH
NYEI NIEN GIUX

THE STUDY OF VIOLA INCONSPICUA BLUME AND
DENDROBIUM OFFICINALE OF YAO ETHNIC MEDICINE

朱 华 编著

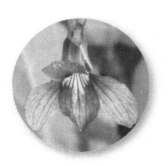

U0396582

广西科学技术出版社
·南宁·

图书在版编目（CIP）数据

瑶药材犁头草、铁皮石斛的研究 / 朱华编著 . —南宁：广西科学技术出版社，2021. 6（2024. 1 重印）
ISBN 978 - 7 - 5551 - 1611 - 0

Ⅰ . ①瑶… Ⅱ . ①朱… Ⅲ . ①瑶族—民族医学—犁头草—研究②瑶族—民族医学—石斛—研究 Ⅳ . ①R295.108

中国版本图书馆 CIP 数据核字（2021）第 117201 号

瑶药材犁头草、铁皮石斛的研究

YAO YAOCAI LITOUCAO，TIEPISHIHU DE YANJIU

朱　华　编著

责任编辑：李　媛		装帧设计：韦娇林	
责任校对：梁诗雨		责任印制：韦文印	

出 版 人：卢培钊
出版发行：广西科学技术出版社
社　　址：广西南宁市东葛路 66 号　　　　邮政编码：530023
网　　址：http://www.gxkjs.com
印　　刷：北京虎彩文化传播有限公司

开　　本：787 mm×1092 mm　1/16
字　　数：261 千字　　　　　　　　　印　　张：10.75
版　　次：2021 年 6 月第 1 版
印　　次：2024 年 1 月第 2 次印刷
书　　号：ISBN 978 - 7 - 5551 - 1611 - 0
定　　价：50.00 元

《瑶药材犁头草、铁皮石斛的研究》
编委会

致　谢

感谢以下单位和项目对本书出版的支持：壮瑶药协同创新中心（桂教科研〔2013〕20号）、广西壮瑶药重点实验室（桂科基字〔2014〕032号）、广西民族药资源与应用工程研究中心（桂发改高技函〔2020〕2605号）、广西重点学科壮药学（桂教科研〔2013〕16号）、国家药监局中药材质量监测与评价重点实验室（联合）、广西民族大学民族医药研究中心、第八批广西壮族自治区特聘专家项目（壮瑶药质量标准研究，桂人才通字〔2019〕13号）、广西中医药重点学科壮药学（GZXK-Z-20-64）、广西一流学科中药学（民族药学）（桂教科研〔2018〕12号）、基于"光照—质量"相应的广西产铁皮石斛药材品质评价研究（国家自然科学基金资助项目82060695）、广西产铁皮石斛生长途径调控与药材品质相关性研究（国家自然科学基金资助项目81460587）、南宁市科学技术局项目"治疗乙肝壮药新药火炭母胶囊的研制"（201830461）、第四次全国广西钦州市海洋药资源试点普查（GXZYZYPC13-7-2）、广西一流学科中药学"壮瑶药材种植关键技术研究"（0501802803）、瑶药材白背三七质量评价与标准研究（YJJ17007）、瑶药材犁头草质量评价与标准研究（YJJ17008）、瑶药材双飞蝴蝶质量评价与标准研究（YJJ17014）、2020年高端外国专家引进计划项目"中外合作壮医药防治新型冠状病毒感染肺炎的产品研制与应用"（GXL20200233001）、广西中医药大学—中南大学壮瑶药研究联合实验室、桂粤湘黔滇五省（区）壮瑶药联合研究中心、国家级实验教学中心（中药学）、国家级一流专业中药学建设点（壮瑶药）、广西重点研发计划项目"广西产5种壮瑶药材质量标准与产品开发研究"（桂科AB21196016）等。

序 一

我国有 56 个民族，各具特色传统，共同组成了丰富多彩的中华文化，而医药文化就是其中的重要内容。瑶族是我国少数民族中一个古老而富有特色的民族，分布在广西、湖南、贵州、广东、云南、江西等地，尤以广西较为集中。广西瑶族的人口总数居广西少数民族人口的第二位。在漫长的生产生活及同疾病作斗争的实践中形成和发展起来的瑶医药，是我国传统医药的重要组成部分，至今仍是广大人民群众赖以防病治病、保障健康的重要卫生资源。

瑶医药是广西中医药的特色与品牌，在多年实践中，形成了一系列独特的诊疗技术和方法，在民间有很强的生命力。发展瑶医药有利于国家民族的团结，有利于民族地区健康事业的发展，有利于民族药走向全国、走向世界。新中国成立以来，特别是 1984 年全国首届民族医药工作会议召开以来，瑶医药相关工作者在民间瑶药用药经验和文献整理，瑶医药理论、方剂和临床研究，民族民间瑶药现代开发等方面进行了广泛的研究，取得了累累硕果；进行瑶医药调查和整理，开展一系列瑶药质量标准研究，并被政府部门列入地方标准；成立瑶医药医疗教学研究及开发机构，广泛开展瑶药种植和养殖，开发瑶药新产品，促进大健康产业战略发展。

广西中医药大学朱华教授及其率领的研究团队自 20 世纪 80 年代开始对壮瑶药进行系统研究，先后主编了《中国壮药志》《中国壮药原色图谱》《壮药生药学质量标准研究》《壮药材锡叶藤、兰香草、大叶金花草、耳草的研究》《中国壮药图鉴（上、下）》等多部壮药著作以及《壮药药材学》等国家规划教材，其中《壮药学》和《中国壮药原色图谱》为具有中文、壮文、英文等三种文字编写并附有壮药相关研究博士论文摘要的壮药理论著作和壮药图谱；《中国壮药图鉴（上、下）》为第一部收载1600多种壮药，并附有壮文药名及壮医功能主治的壮药图鉴；同时，创建成立了壮瑶药协同创新中心、广西壮瑶药重点实验室、广西民族药资源与应用工程研究中心、广西重点学科（壮药学），培养了广西首批民族医药专业博士研究生，牵头组建了粤桂湘滇黔五省区壮瑶药联合研究中心、广西中医药大学—中南大学壮瑶药研究联合实验室。该团队研究完成起草的壮瑶药材质量标准已有60多项被《广西壮族自治区壮药质量标准》及《广西壮族自治区瑶药材质量标准》所收录。团队的壮瑶药研究成果得到广西壮族自治区人民政府的高度认可，其中2003年"壮药质量标准研究"荣获广西科学技术进步奖二等奖，2004年"抗乙型肝炎病毒壮药材筛选及应用"荣获广西科学技术进步奖一等奖，壮药火炭母研究获首届全国民族医药奖技术发明二等奖，2020年"壮药药材学创建与质量标准研究"获广西自然科学奖二等奖。

为了进一步落实党的十九大报告关于"传承发展中医药事业"的精神和要求，进一步传承发展壮瑶医药事业，在广西科学技术出版社的支持下，朱华教授团队撰写瑶药研究专著《瑶药材犁头草、铁皮石斛的研究》出版了。犁头草为瑶族地区常用药材，本书通过系统地研究犁头草的质量控制指标，包括生药学鉴别、限量检查、含量测定、指纹图谱，并进行抗炎镇痛有效部位筛选及安全性初探，初步建立了犁头草质量标准，为其规范化、合理化使用，以及进一步开发利用提供依据。瑶药材铁皮石斛具有较高的药用价值，具有"药中黄金""救命仙草"的美誉，广西植物资源丰富，但野生铁皮石斛资源处于濒危状态。为了更好地开发应用铁皮石斛，本书对广西野生铁皮石斛多糖进行了结构鉴定和活性研究，这对铁皮石斛多糖的功能性研究和开发利用具有一定意义，为深入发掘广西铁皮石斛的药用价值及经济价值奠定了基础。

　　瑶医药的发展离不开广大瑶医药工作者前赴后继的奋斗。我深信，通过大家的不懈努力，瑶医药的学术水平和瑶医药产业的开发必将不断地取得新的突破。重视各民族在长期与自然和疾病斗争的过程中积累的医药经验，并以现代科学技术和方法，加以深入研究，有望从中找到安全、高效的防病治病的良方新药。《瑶药材犁头草、铁皮石斛的研究》在这方面做了一件开拓性实事，故乐为之序。

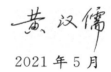

2021 年 5 月

　　（序作者系中国民族医药学会原副会长，中国民族医药协会原副会长，广西民族医药协会终身名誉会长，广西民族医药研究院名誉院长，广西国际壮医医院壮医学术首席专家，桂派中医大师，第八届全国人大代表，享受国务院政府特殊津贴专家，主任医师，博士生导师，教授）

序　二

　　民族医药作为中国传统医药的重要部分，是我国 56 个民族共同创造的文化瑰宝，应该努力发掘、整理、总结和提高。尊重民族医药、关心民族医药、支持民族医药的发展，是党的民族政策的重要内容。瑶族是我国少数民族中一个古老而富有特色的民族，瑶族先民长期避居崇山峻岭之间，在长期与疾病作斗争的过程中，充分利用当地资源，逐步形成了具有自己民族特色的药物体系和用药经验。在瑶族民间，认药、用药、采药带有群众性和普遍性。瑶医药的传承主要靠口传心授、口手相传，代代绵延。随着时光流逝，瑶医后继乏人、后继乏术的问题越来越突出，《瑶药材犁头草、铁皮石斛的研究》也正是在这种情况下应运而生。

　　广西中医药大学朱华教授团队认真落实习近平总书记关于中医药工作"传承精华、守正创新"的重要论述和《中共中央　国务院关于促进中医药传承创新发展的意见》，贯彻《国务院关于进一步促进广西经济社会发展的若干意见》（国发〔2009〕42 号）"实施壮瑶医药振兴计划，建立质量标准体系"、《广西壮族自治区壮瑶医药振兴计划（2011—2020 年）》（桂政发〔2011〕61 号）、《关于促进中医药壮瑶医药传承创新发展的实施意见》等文件精神，以广西丰富的壮瑶药资源为研究对象，开展壮瑶医药理论基础及壮瑶药品种资源可持续发展、质量标准、药效物质基础、壮瑶药质量标志物、药理活性筛选及产品研制等关键技术的创新研究，提高壮瑶药的现代研究水平，努力建成壮瑶药研究的重要科技创新平台和高层次人才培养基地。该研究团队自 20 世纪 80 年代开始对壮瑶药进行系统研究，取得了丰硕的成果，创建成立了壮瑶药协同创新中心、广西壮瑶药重点实验室、广西民族药资源与应用工程研究中心，牵头组建粤桂湘滇黔五省区壮瑶药联合研究中心、广西中医药大学——中南大学壮瑶药研究联合实验室，出版了《壮瑶药研究》，研究起草的多项瑶药材质量标准被《广西壮族自治区瑶药材质量标准》收载。团队的壮瑶药研究成果得到广西壮族自治区人民政府的高度认可，曾分别获广西科学技术进步奖一等奖、首届全国民族医药奖技术发明二等奖等。

《瑶药材犁头草、铁皮石斛的研究》是朱华教授团队撰写出版的瑶药研究专著。犁头草为瑶族地区常用药材，本书初步建立了瑶药材犁头草的质量标准，筛选其抗炎镇痛活性部位，并进行安全性评价，为瑶药材犁头草的生产与应用提供实验基础与科学依据。铁皮石斛为瑶医常用药材。广西植物资源丰富，但野生铁皮石斛资源处于濒危状态，为了更好地开发应用铁皮石斛，本文对广西野生瑶药材铁皮石斛多糖进行了结构鉴定和活性研究，通过多种方法对多糖结构进行表征，首次在广西铁皮石斛中分离到一种寡糖，采用多种方法来评价多糖及其衍生物的抗氧化活性和对癌细胞的抑制作用，这对铁皮石斛的功能性研究和开发利用具有重要意义。

我相信，"民族的才是世界的"，坚持和发展民族特色，将大大促进瑶医药研究的现代化和国际化进程。因此，我很高兴为朱华教授团队即将出版的《瑶药材犁头草、铁皮石斛的研究》写序，以表达我的祝贺之情。希望《瑶药材犁头草、铁皮石斛的研究》的面世，能对相关研究起到整理提高的作用，为瑶医药的传承发展做出应有的新贡献。

2021 年 5 月

（序作者系中国医学科学院一级教授，国家药典委员会委员，天然药物活性物质与功能国家重点实验室主任，中国药学会中药与天然药物专业委员会主任）

目　录

第一章　瑶药材犁头草质量标准研究

【摘要】目的：犁头草（*Viola inconspicua* Blume）为瑶族地区常用药材。通过系统地研究犁头草的质量控制指标，包括生药学鉴别、限量检查、含量测定、指纹图谱，并进行抗炎镇痛有效部位筛选及安全性初探，初步建立犁头草质量标准，为其规范化、合理化使用，以及进一步开发利用提供依据。

方法：①通过文献的搜集、整理、研究，对犁头草进行本草考证。②采用传统的原植物鉴别、性状鉴别、显微鉴别、薄层色谱鉴别对犁头草进行生药学鉴别研究。③按照《中药化学》的化合物检识方法进行犁头草化学成分预实验。④按照《中华人民共和国药典》（简称《中国药典》）（2015 年版）四部规定的方法，对犁头草进行水分、总灰分、酸不溶性灰分、浸出物含量等限量检查。⑤运用 UV 法测定犁头草总黄酮含量；运用 HPLC 法同时测定犁头草 4 种黄酮类成分的含量，并建立 HPLC 指纹图谱。⑥以阿司匹林为对照，用小鼠热板模型、冰醋酸致小鼠扭体模型筛选犁头草镇痛活性部位；以地塞米松为对照，用二甲苯致小鼠耳肿胀模型筛选犁头草抗炎活性部位；通过急性毒性实验、小鼠骨髓微核实验进行犁头草安全性评价。

结果：①明确了犁头草的名称、品种，为临床应用提供文献资料。②明确了犁头草原植物、药材性状、显微的鉴别特征。③建立了犁头草薄层色谱鉴别方法，以氯仿-丙酮-甲酸-水（4：7：1：1）为展开系统，分离效果好，斑点圆整清晰。④犁头草可能含有多糖、苷类、鞣质、有机酸、挥发油及油脂、黄酮类、酚类、甾体、萜类、生物碱类等化学成分。⑤制定了犁头草药材水分、总灰分、酸不溶性灰分、浸出物含量的限度标准：水分不得过 14.00%，总灰分不得过 20.00%，酸不溶性灰分不得过 8.00%，水溶性浸出物含量不少于 27.00%。⑥优化了犁头草总黄酮的提取工艺，并建立了总黄酮含量测定方法。12 批犁头草药材总黄酮含量为 29.6491～50.1406 mg/g，初步拟定总黄酮含量不得低于 26.0000 mg/g。⑦首次建立了犁头草中维采宁-2、夏佛塔苷、异荭草苷、异牡荆素 4 种黄酮类成分的含量测定方法，该方法准确度高、精密度好、可操作性强。12 批犁头草药材中维采宁-2、夏佛塔苷、异荭草苷、异牡荆素含量分别为 0.0326～0.2424 mg/g、0.1627～1.6141 mg/g、0.1223～0.8137 mg/g、0.2713～1.6272 mg/g。⑧首次建立了犁头草药材 HPLC 指纹图谱，筛选出 12 个共有特征峰，指认 3 号峰为维采宁-2、4 号峰为夏佛塔苷、5 号峰为异荭草苷、8 号峰为异牡荆素，各批次药材与对照指纹图谱的相似度均大于 0.94。⑨与模型组比较，热板实验以乙酸乙酯部位和正丁醇部位作用最佳，冰醋酸致小鼠扭体实验以乙酸乙酯部位和水部位作用最佳，二甲苯致小鼠耳肿胀实验以乙酸乙酯部位作用最佳。犁头草急性毒性实验未发现与药物有关的毒副作用，无死亡；乙醇部位、石油醚部位、乙酸乙酯部位、正丁醇部位和水部位对小鼠最大耐受量分别大于 124.0g/kg、458.8g/kg、

416.0g/kg、515.8g/kg 和 189.2g/kg。犁头草的 5 个不同提取部位都没有诱发小鼠骨髓细胞产生微核的作用。

结论：本研究初步建立了瑶药材犁头草的质量标准，定性及定量研究方法快速简便、重现性好，结果稳定可靠，可作为其质量控制的技术方法。通过动物实验初步筛选出其抗炎镇痛活性部位，并进行安全性评价，为犁头草今后的临床应用提供一定的数据支持。

【关键词】瑶药材犁头草；质量标准；生药学鉴别；含量测定；指纹图谱

引　言

　　犁头草为堇菜科植物长萼堇菜 *Viola inconspicua* Blume 的全草，又名犁咀菜、铧头草、地丁草，在我国南部各省区及越南、印度、菲律宾、印度尼西亚、日本均有分布。犁头草具有清热利湿、清肝明目、散瘀消肿的功效，为瑶族常用的民间药，在《中国瑶药学》《中国现代瑶药》中都有记载。瑶族常用犁头草全草治急性黄疸型肝炎、咽喉炎、扁桃体炎、化脓性骨髓炎、淋浊、痈疮肿毒及解断肠草和海芋中毒等。

　　通过文献研究发现，犁头草的现代研究主要集中在化学成分研究，总黄酮及多糖的提取分离，体外抑菌、抗氧化、局部消炎杀菌等药理作用，慢性骨髓炎、术后难愈性感染创口等临床应用，以及作为紫花地丁的混淆品进行比较鉴别研究等几个方面。目前，未见犁头草相关的定性、定量研究报道，《中国药典》和《广西中药材标准》尚未收录该药，缺少系统的质量标准研究，难以避免用药不合理、不规范现象的发生，对其药材质量控制、临床安全使用不利。

　　因此，本课题对瑶药犁头草进行系统的原植物鉴别、性状鉴别、显微鉴别、薄层色谱鉴别、化学成分预实验等定性研究；水分、总灰分、酸不溶性灰分及浸出物测定等限量检查；建立药材中总黄酮及 4 种黄酮类成分的含量测定方法，并建立 HPLC 指纹图谱；通过动物实验进行犁头草抗炎镇痛有效部位的基础筛选，并进行药材安全性初探；初步建立犁头草质量标准，为保证其药材质量及对其进一步开发利用奠定基础。

第一节　犁头草本草考证

犁头草为堇菜科植物长萼堇菜 *Viola inconspicua* Blume 的全草，是瑶族民间常用药，被《中国瑶药学》《中国现代瑶药》《中国民族药辞典》等民族药本草书籍收录。本节通过本草文献研究，对其名称、品种进行考证整理。

1　名称考证

查阅文献发现，长萼堇菜最早以"犁头草"一名出现的中药类本草是《广西中药志（第一辑）》，此书中以"犂"字同"犁"，以"长萼堇菜"为别名，拉丁学名为 *Viola inconspicua* Blume。《广西本草选编》《广西植物志》《贵州民间药物》《全国中草药汇编》《广西临床常用中草药》等本草书籍也以"犁头草"为正名。瑶语称草为"咪"，《中国瑶药学》记载瑶药名为"穷雷随咪"，别名"犁头草、铧尖草、地丁草"等；《中国现代瑶药》记载为"来背咪、穷地咪、穷雷随咪"，但以"犁头草"为正名。考虑到"犁头草"一名在瑶族地区的常用性，本文以此为正名。《常用中草药手册》中记载其别名为"犁咀菜、铧头草、地丁草、紫花地丁"；《中药药名辞典》称为"尼泊尔堇菜、紫花地丁、白花地丁、宝剑草、长萼堇菜、翁域、犁嘴草、剪刀菜、地黄瓜、青地黄瓜、烙铁草、犁头草"；《中华本草》称为"试剑草、铧口草、铧头草、紫花地丁、耳钩草、犁头草、鸡下颌草、鸡口舌、紫地丁、剪刀菜、犁咀菜、铧尖菜、箭头草、红公鸡相打、蕹菜廣"。《贵阳民间药草》《浙江民间常用草药》两本书中也记载了"犁头草"这一药材，前者记录的学名为 *Viola japonica* Langsd.，此学名在《中国植物志》英文版中搜索，根据搜索结果进行比对、拉丁名考证，似为心叶堇菜；后者没有记录学名，但《中华本草》收录了两书中关于犁头草药材的内容。

2　品种考证

长萼堇菜为堇菜科堇菜属植物，该属植物在我国约有 96 种，入药首载于汉代《五十二病方》，但为何种植物无法考证。南宋王介的《履巉岩本草》记载"试剑草，性凉有毒，治蛇伤犬咬一切蟲毒，用少许捣烂贴患处"，虽没有记载植物形态，但绘有精确的彩色药图。徐国兵等从叶形、花颜色等对其进行考证，认为是长萼堇菜，《中华本草》也收录此名为长萼堇菜的异名。清代《植物名实图考》载有"犁头草即堇堇菜。南北所产，叶长圆、尖缺各异；花亦有白、紫之别；又有宝剑草、半边莲诸名，而结实则同，滇南谓之地果草，以治目疾、乳肿"。吴其濬认为犁头草、宝剑草、地果草均为堇堇菜，即紫花地丁，只是因产地不同，所以叶形和花色存在差异。但徐国兵等观察3个种的附图，发现其与紫花地丁相差较远，经考证认为是长萼堇菜。

《中国瑶药学》记录犁头草的原植物形态：二至多年生小草本。茎不明显，无匍匐枝。叶基生，三角状卵形或舌状三角形，长 2～4.5 cm，宽 1～3 cm，顶端微钝或急尖，基部宽心形，并沿叶柄下延，边有小锯齿。花淡紫色；单生于从基部抽出的花葶顶端，花葶近中部或中部以下有线形的小苞片 2 枚。蒴果椭圆形，长约 5 mm。花期12

月至第二年 2 月，果期 4～5 月。

《中国植物志》对堇菜科分属检索表如下：

1. 花冠辐射对称；花瓣基部无距；小乔木或灌木。
1. 花冠两侧对称，花瓣基部延伸成距；半灌木或草本。
　2. 半灌木；萼片基部不下延………………………… **1. 鼠鞭草属** *Hybanthus* Jacq.
　2. 草本；萼片基部下延 ………………………………… **2. 堇菜属** *Viola* L.

《中国植物志》对堇菜属分亚属及分组检索表如下：

1. 柱头呈头状或球状，腹面无喙，但具大形柱头孔，两侧或近基部有须毛或柔毛。
1. 柱头不呈头状或球状，前方具喙，喙端具柱头孔……**1. 堇菜亚属** *Subgen. Viola*
　2. 托叶离生或仅基部与叶柄合生。
　2. 托叶 1/2 至 2/3 与叶柄合生。
　　3. 叶掌状 3 至 5 全裂或深裂、羽状浅裂，或具缺刻状牙齿 …………………
　　　………………… **1. 裂叶堇菜组** Sect. *Pinnatae*（W. Beck.）C. J. Wang.
　　3. 叶不裂，边缘具圆齿或各式锯齿 …………………………………………
　　　………………… **2. 合生托叶组** Sect. *Adnatae*（W. Beck.）C. J. Wang.

《中国植物志》对长萼堇菜分种检索表如下：

1. 花白色或近白色。
1. 花淡紫色、紫堇色、蓝紫色。
　2. 叶柄密被向下伸展的白色细长毛，通常似蛛丝状 …………………
　　………………………… **1. 毛柄堇菜** *V. hirtipes* S. Moore
　2. 叶柄无毛或被短毛。
　　3. 子房被短毛；蒴果幼时密被短粗毛，后渐变稀疏；叶卵形，基部心形，幼
　　　叶密被短毛，果期叶显著增大，基部呈深心形 …………………
　　　………………………… **2. 茜堇菜** *V. phalacrocarpa* Maxim.
　　3. 子房无毛；蒴果亦无毛。
　　　4. 叶较宽大，基部两侧具明显的耳状垂片；叶柄具狭翅；萼片附属物长
　　　　约 3 毫米，末端缺刻状浅裂……… **3. 长萼堇菜** *V. inconspicua* Blume.
　　　4. 叶较小而狭长，基部两侧无垂片；叶柄无翅；萼片附属物较短，长仅
　　　　1 毫米，末端平截或具浅齿 …………………………………
　　　　………………………… **4. 多花堇菜** *V. pseudo - monbeigii* Chang.

第二节　犁头草生药学鉴别研究

1　实验材料

1.1　药材

实验用犁头草样品在不同时间分别采自广西壮族自治区玉林市、河池市、贵港市、桂林市、来宾市、崇左市等地，共12批。经广西中医药大学韦松基教授鉴定为堇菜科堇菜属植物长萼堇菜 *Viola inconspicua* Blume 的全草。《中国瑶药学》记载犁头草在广西贵港有分布，LTC-10采自贵港市平南县马练瑶族乡，药材腊叶标本经专家鉴定，并按照《中检院民族药对照药材首批研制指导原则（试行）》开展系列研究，故选LTC-10为对照药材，在实验过程中与其他批次样品进行比对。样品信息详见表1-2-1。

表1-2-1　犁头草样品信息一览表

编号	采集时间	产地/采集地点/批号	药用部位	样品状态
LTC-1	2018.03.15	玉林市兴业县山心镇		
LTC-2	2018.04.07	河池市大化县岩滩镇		
LTC-3	2018.04.14	贵港市平南县马练瑶族乡		
LTC-4	2018.04.27	桂林市灌阳县文市镇		
LTC-5	2018.06.11	来宾市金秀县桐木镇		
LTC-6	2018.09.05	贵港市平南县马练瑶族乡	全草	药材
LTC-7	2018.10.02	桂林市灌阳县文市镇		
LTC-8	2018.10.21	河池市大化县岩滩镇		
LTC-9	2019.03.05	崇左市宁明县		
LTC-10	2019.03.06	贵港市平南县马练瑶族乡		
LTC-11	2019.03.27	桂林市阳朔县普益镇		
LTC-12	2019.07.02	桂林市灌阳县文市镇		

1.2　仪器

实验所用仪器见表1-2-2。

表1-2-2　实验仪器表

仪器	型号	厂家
系统显微镜	Ni-U	日本 Nikon 公司
成像系统	DS-Ri2	日本 Nikon 公司
石蜡包埋机	HistoCore Arcadia C	上海徕卡公司

续表

仪器	型号	厂家
轮转式切片机	RM2235	上海徕卡公司
摊片机	HI1210	上海徕卡公司
电子天平	SQP、BSA224S	德国 Sartorius 公司
摇摆式高速粉碎机	DFY‑300C	温岭市林大机械有限公司
暗箱三用紫外分析仪	ZF‑20C	上海精密仪器仪表有限公司
超纯水机	Direct‑Q5UV	默克密理博有限公司
超声波清洗器	KQ5200B	昆山市超声仪器有限公司

1.3　材料与试剂

实验所用材料及试剂见表 1‑2‑3。

表 1‑2‑3　材料与试剂表

材料与试剂	批号	级别	厂家
夏佛塔苷	11192—201703	化学对照品	中国食品药品检定研究院
硅胶 G 板	20180308	—	青岛海洋化工有限公司
硅胶 H 板	20170605	—	青岛海洋化工有限公司
甘油、水合氯醛试液、甲醇、乙醇、氯仿、丙酮、甲酸、石油醚、乙酸乙酯	—	分析纯	国药集团化学试剂有限公司
纯水	—	二级	纯水仪制

2　原植物鉴别

2.1　实验方法

通过肉眼、放大镜或解剖镜，按根、茎、叶、花、果等部位对犁头草原植物进行观察，确定其形态特征，结合《中国植物志》《中华本草》等植物、本草书籍，进行对比分析并描述。

2.2　实验结果

多年生草本，无地上茎。根状茎垂直或斜生，较粗壮，节密生，通常被残留的褐色托叶所包被。叶均基生，呈莲座状；叶片三角形、三角状卵形或戟形，最宽处在叶的基部，中部向上渐变狭，基部宽心形，弯缺呈宽半圆形，两侧垂片发达，通常平展，稍下延于叶柄成狭翅，边缘具圆锯齿，两面通常无毛，少有在下面的叶脉及近基部的叶缘上有短毛，上面密生乳头状小白点，但在较老的叶上则变成暗绿色；托叶 3/4 与叶柄合生，分离部分披针形，通常有褐色锈点。花淡紫色，有暗色条纹；花梗细弱，通常与叶片等长或稍高出于叶，无毛或上部被柔毛，中部稍上处有 2 枚线形小苞片；萼片卵状披针形或披针形，基部附属物伸长，长 2～3 mm，末端具缺刻状浅齿；距管状直，末端钝；子房球形，无毛。蒴果长圆形，无毛。种子卵球形，深绿色。花果期3～11月。犁头草原植物形态见图1-2-1，腊叶标本见图1-2-2。

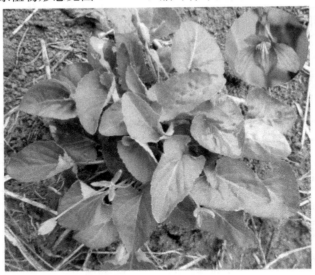

图1-2-1 犁头草原植物

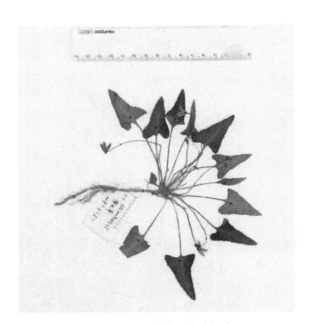

图1-2-2 犁头草腊叶标本

3 性状鉴别

3.1 实验方法

通过观察犁头草药材的各个器官，按形状、大小、表面、色泽、纹理、质地、断面、气、味等依次描述其性状特征。

3.2　实验结果

本品常皱缩成团。根圆柱形，多弯曲，表面有皱纹，棕黄色。根状茎短或无，可见叶柄残基。叶基生，呈莲座状，黄棕色至灰绿色；展开后叶片呈三角形、三角形卵状或戟形，基部宽心形，先端渐尖，边缘具钝锯齿；叶柄细，具不明显狭翅；托叶 3/4 与叶柄合生，分离部分披针形，通常有褐色锈点。萼片卵状披针形或披针形，基部附属物伸长，长 2～3 mm，末端具缺刻状浅齿。蒴果椭圆形或三角状裂开，内有种子多数，棕黄色。气微，味辛、微苦。犁头草药材性状见图 1-2-3。

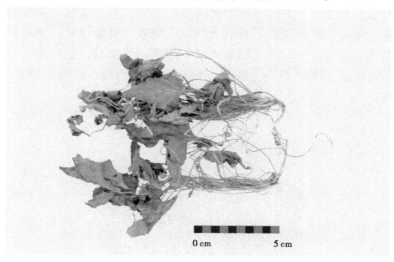

图 1-2-3　犁头草药材

4　显微鉴别

4.1　实验方法

石蜡切片法：经取材、固定、软化、脱水、透明、浸蜡、包埋、切片、贴片、烤片、脱蜡、染色、封片等步骤，制作犁头草根、叶的横切片，置于显微镜下观察。

表面制片法：用眼科镊子尖端夹于犁头草叶片表面，轻轻撕取其上、下表皮层，滴水、甘油或水合氯醛液，置于显微镜下观察。

粉末制片法：取犁头草干燥全草粉碎，过药典 4 号筛，取少许粉末，滴水、甘油或水合氯醛液，置于显微镜下观察。

4.2　实验结果

4.2.1　根横切面

类圆形。木栓细胞 1～10 列，长方形，常破碎，微木化。皮层占切面二分之一，细胞类圆形、类方形，有的含草酸钙簇晶，散有黏液细胞。维管束外韧型，韧皮部狭窄；木质部导管类圆形，单个散在或数个相聚，呈切向排列。结果见图 1-2-4。

4.2.2　叶横切面

上表皮细胞 1 列，类圆形、类方形，细胞大小不等，排列紧密；下表皮细胞 1 列，较小；上下表皮均可见气孔。栅栏细胞 1～2 列，呈圆柱状，不通过主脉；海绵组织占较大部分，细胞较大，排列疏松。主脉维管束外韧型。黏液细胞类圆形，多见。薄壁细胞含草酸钙簇晶。可见非腺毛。结果见图 1-2-5。

4.2.3 叶表面片

上表面表皮细胞垂周壁较平直；下表面表皮细胞垂周壁波状弯曲，有的连珠状增厚，表面有明显角质纹理；上下表面均有气孔，为直轴式、平轴式。结果见图 1-2-6。

4.2.4 粉末制片

全草粉末棕黄色。草酸钙簇晶，直径 17~53 μm，棱角较尖或钝尖。非腺毛单细胞，偶见多细胞，长 174~330 μm，表面具角质纹理。黏液细胞类圆形或椭圆形。纤维成束或散在，壁厚，孔沟明显。导管为螺纹、网纹，具缘纹孔。淀粉粒甚多，常成团，单粒类圆形，直径 2~5 μm，脐点点状、裂缝状或星状；复粒由 2~9 分粒组成。石细胞呈类圆形、类方形，壁厚，少见。种皮厚壁细胞成片，细胞细长，纹孔明显。结果见图 1-2-7。

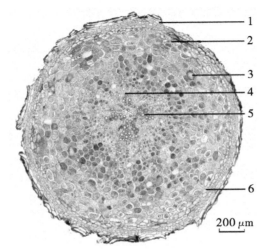

图 1-2-4 犁头草根横切面显微图

1. 木栓层；2. 皮层；3. 黏液细胞；4. 韧皮部；5. 木质部；6. 草酸钙簇晶

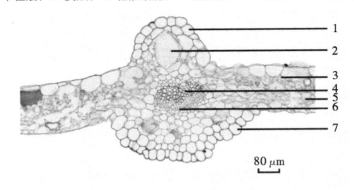

图 1-2-5 犁头草叶横切面显微图

1. 上表皮细胞；2. 黏液细胞；3. 栅栏组织；4. 木质部；5. 海绵组织；6. 韧皮部；7. 下表皮细胞

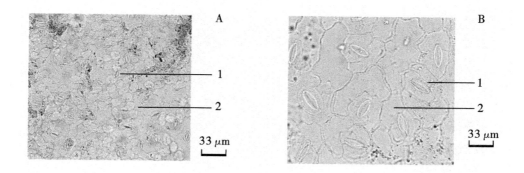

图 1-2-6 犁头草叶表面片显微图

A. 上表皮；B. 下表皮

1. 气孔；2. 表皮

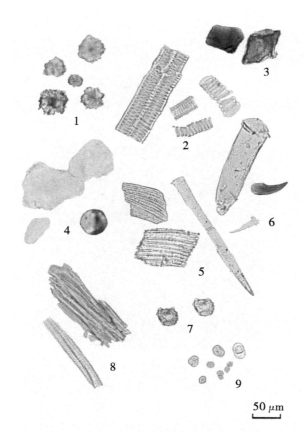

图 1-2-7 犁头草粉末特征显微图

1. 草酸钙簇晶；2. 导管；3. 棕色块；4. 黏液细胞；5. 种皮厚壁细胞；
6. 非腺毛；7. 石细胞；8. 纤维；9. 淀粉粒

5 薄层色谱鉴别

经研究发现本品含夏佛塔苷，夏佛塔苷具有抗炎等作用，与犁头草清热解毒、凉血消肿功效相关。故以夏佛塔苷为对照品，对本品进行 TLC 鉴别。

5.1 对照品溶液的制备

取夏佛塔苷对照品适量，精密称定，加甲醇制成浓度为 0.2060 mg/ml 的溶液，作为对照品溶液。

5.2 供试品溶液制备方法的考察

5.2.1 提取溶剂的考察

称取 LTC-10 粉末 5 份，各 0.5 g，分别加入甲醇、无水乙醇、石油醚、乙酸乙酯、正丁醇各 10 ml，超声 30 min，滤过，取续滤液为供试品溶液，考察不同提取溶剂。按薄层色谱法（《中国药典》（2015 年版）四部通则 0502）实验，分别吸取供试品溶液、对照品溶液各 1 μl，分别点于同一薄层硅胶 G 板上，以氯仿-丙酮-甲酸-水（4∶7∶1∶1）为展开剂，展开，展距约 8 cm，取出，晾干，喷以 3‰三氯化铝乙醇溶液，晾干，烘箱 105 ℃加热 5 min，于紫外灯（365 nm）下检视。结果见图 1-2-8。

结果表明，石油醚提取液基本检视不到斑点，甲醇、无水乙醇、乙酸乙酯、正丁醇提取液均可检视到 3 个主斑点，且与对照品色谱相应的位置有相同颜色荧光斑点，其中以甲醇提取液最清晰明显。故选用甲醇为提取溶剂。

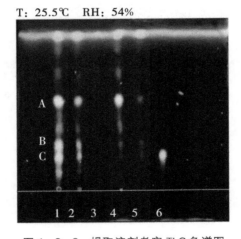

图 1-2-8 提取溶剂考察 TLC 色谱图

1. 甲醇提取液；2. 无水乙醇提取液；3. 石油醚提取液；4. 乙酸乙酯提取液；

5. 正丁醇提取液；6. 夏佛塔苷对照品

A. 蓝色荧光斑点；B. 绿色荧光斑点；C. 绿色荧光斑点

5.2.2 提取方式的考察

称取 LTC-10 粉末 3 份，各 0.5 g，分别加入甲醇 10 ml，考察超声 0.5 h、回流 1 h、冷浸 24 h 三种不同提取方式，滤过，取续滤液为供试品溶液，并进行 TLC 实验。结果表明，3 种不同提取方式的色谱图基本一致。从操作简便、节省时间的角度考虑，选用超声提取方法制备供试品溶液。结果见图 1－2－9。

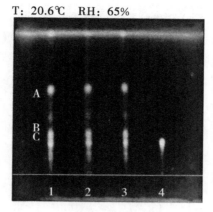

图 1－2－9 提取方式考察 TLC 色谱图

1. 超声提取物；2. 回流提取物；3. 冷浸提取物；4. 夏佛塔苷对照品

A. 蓝色荧光斑点；B. 绿色荧光斑点；C. 绿色荧光斑点

5.2.3 甲醇浓度的考察

称取 LTC－10 粉末 4 份，各 0.5 g，分别加入 30％甲醇、50％甲醇、70％甲醇、100％甲醇各 10 ml，考察不同浓度甲醇，滤过，取续滤液为供试品溶液，并进行 TLC 实验。结果表明，不同浓度甲醇提取液均可检视到 3 个主斑点，且与对照品色谱相应的位置有相同颜色荧光斑点，其中以 70％甲醇提取液的斑点最清晰明显。故选择甲醇浓度为 70％。结果见图 1－2－10。

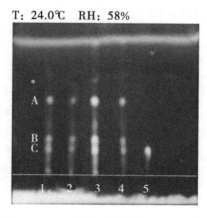

图 1－2－10 甲醇浓度考察 TLC 色谱图

1. 100％甲醇；2.50％甲醇；3.70％甲醇；4.30％甲醇；

5.30％甲醇；6. 夏佛塔苷对照品

A. 蓝色荧光斑点；B. 绿色荧光斑点；C. 绿色荧光斑点

5.2.4 溶剂用量的考察

称取 LTC-10 粉末 3 份，各 0.5 g，分别加入 70%甲醇 10 ml、20 ml、30 ml，滤过，取续滤液为供试品溶液，并进行 TLC 实验，考察不同溶剂用量。结果表明，不同料液比均可检视到 3 个主斑点，且与对照品色谱相应的位置有相同颜色荧光斑点，其中以溶剂用量为 10 ml 时提取液斑点明显，分离度好，且节省试剂。故选择溶剂用量为 10 ml。结果见图 1-2-11。

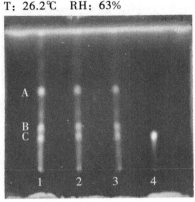

T: 26.2℃   RH: 63%

图 1-2-11　料液比考察 TLC 色谱图

1. 10 ml；2. 20 ml；3. 30 ml；4. 夏佛塔苷对照品

A. 蓝色荧光斑点；B. 绿色荧光斑点；C. 绿色荧光斑点

5.2.5 供试品溶液制备方法的确定

综合以上实验结果，本品薄层色谱鉴别的供试品溶液制备方法为：称取样品粉末 0.5 g，加入 70%甲醇 10 ml，超声处理 30 min，滤过，取续滤液为供试品溶液。

5.3 展开条件的摸索

5.3.1 展开系统的考察

称取 LTC-1、LTC-9、LTC-10、LTC-11 样品粉末各 0.5 g，称取夏佛塔苷对照品适量，按上述方法制备对照品溶液和供试品溶液。以硅胶 G 为吸附剂，3%三氯化铝乙醇溶液为显色剂，考察甲苯-乙酸乙酯-甲酸（5∶4∶1）、乙酸乙酯-甲酸-水（8∶1∶1）、石油醚（60～90℃）-乙酸乙酯-甲酸（4∶6∶0.5）、氯仿-丙酮-甲酸-水（4∶7∶1∶1）等不同展开系统。结果表明，氯仿-丙酮-甲酸-水系统展开效果较好，所得斑点清晰圆整，分离度好。详见图 1-2-12 至图 1-2-15。

T：21.6℃ RH：65%

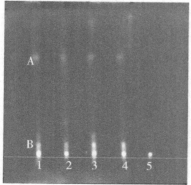

图 1-2-12 甲苯-乙酸乙酯-甲酸
（5：4：1）系统
1.LTC-1；2.LTC-9；3.LTC-11；
4.LTC-10；5.夏佛塔苷对照品
A. 红色荧光斑点；B. 蓝色荧光斑点

T：21.7℃ RH：62%

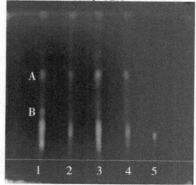

图 1-2-13 乙酸乙酯-甲酸-水
（8：1：1）系统
1.LTC-1；2.LTC-9；3.LTC-11；
4.LTC-10；5.夏佛塔苷对照品
A. 蓝色荧光斑点；B. 绿色荧光斑点

T：20.9℃ RH：70%

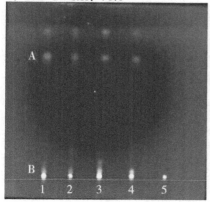

图 1-2-14 石油醚-乙酸乙酯-甲酸
（4：6：0.5）系统
1.LTC-1；2.LTC-9；3.LTC-11；
4.LTC-10；5.夏佛塔苷对照品
A. 红色荧光斑点；B. 蓝色荧光斑点

T：25.2℃ RH：38%

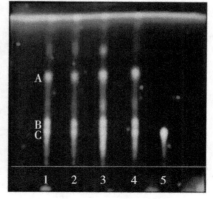

图 1-2-15 氯仿-丙酮-甲酸-水
（4：7：1：1）系统
1.LTC-1；2.LTC-9；3.LTC-11；
4.LTC-10；5.夏佛塔苷对照品
A. 蓝色荧光斑点；B. 绿色荧光斑点；
C. 绿色荧光斑点

5.3.2 显色方法的考察

称取 LTC-1、LTC-9、LTC-10、LTC-11 样品粉末各 0.5 g，称取夏佛塔苷对照品适量，按上述方法制备对照品溶液和供试品溶液。以硅胶 G 为吸附剂，氯仿-丙酮-甲酸-水（4：7：1：1）为展开系统，考察 5％香草醛溶液、碘熏、3％三氯化铝乙醇溶液等不同显色方法，烘箱 105 ℃加热 5 min，于紫外光灯（365 nm）下检视。结果表明，以 3％三氯化铝乙醇溶液为显色剂时，能清楚检视到 3 个斑点（A、B、C），故采用 3％三氯化铝乙醇溶液显色。结果见图 1-2-16 至图 1-2-18。

T：21.7℃　RH：67%

图 1-2-16　5%香草醛溶液显色TLC图
1.LTC-1；2.LTC-9；3.LTC-11；
4.LTC-10；5.夏佛塔苷对照品

T：20.6℃　RH：64%

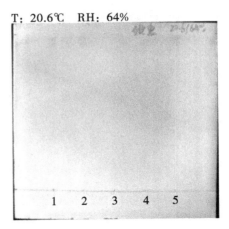

图 1-2-17　碘熏显色TLC图
1.LTC-1；2.LTC-9；3.夏佛塔苷
对照品；4.LTC-10；5.LTC-11

T：23.7℃　RH：55%

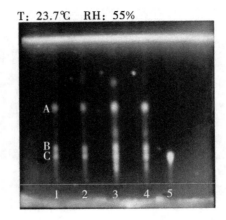

图 1-2-18　3%三氯化铝乙醇溶液显色TLC图
1.LTC-1；2.LTC-9；3.LTC-11；4.LTC-10；5.夏佛塔苷对照品
A. 蓝色荧光斑点；B. 绿色荧光斑点；C. 绿色荧光斑点

5.3.3　不同点样量的考察

　　称取 LTC-10 粉末0.5 g，称取夏佛塔苷对照品适量，按上述方法制备对照品溶液和供试品溶液。以硅胶 G 为吸附剂，氯仿-丙酮-甲酸-水（4∶7∶1∶1）为展开系统，3%三氯化铝乙醇溶液为显色剂，考察 1 μl、2 μl、3 μl、5 μl 等不同点样量。结果表明，点样量为 1 μl 时斑点清晰，分离效果最佳。结果见图 1-2-19。

5.3.4　展开条件的确定

　　综合以上实验结果，本品薄层色谱的展开条件为：以氯仿-丙酮-甲酸-水（4∶7∶1∶1）为展开系统，点样量为 1 μl，用 3%三氯化铝乙醇溶液显色，烘箱105 ℃加热5 min，于紫外光灯（365 nm）下检视。

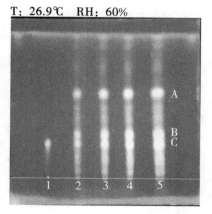

图 1-2-19　点样量考察 TLC 图
1. 夏佛塔苷对照品；2. 1 μl；3. 2 μl；4. 3 μl；5. 5 μl
A. 蓝色荧光斑点；B. 绿色荧光斑点；C. 绿色荧光斑点

5.4　系统适用性实验

5.4.1　不同吸附剂的考察

　　称取 LTC-1、LTC-9、LTC-10、LTC-11 样品粉末各0.5 g，称取夏佛塔苷对照品适量，按上述方法制备对照品溶液和供试品溶液，按上述展开条件进行 TLC 实验，考察硅胶 G、硅胶 H 等不同吸附剂。结果表明，2 种吸附剂均可获得较好的分离效果，实验确定的展开条件适应性好，但硅胶 H 板呈现效果稍差，故选择硅胶 G 作为吸附剂。结果见图 1-2-20、图 1-2-21。

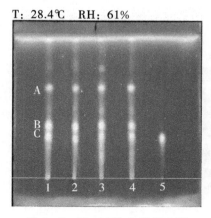

图 1-2-20　硅胶 G 板 TLC 图
1. LTC-1；2. LTC-9；3. LTC-11；
4. LTC-10；5. 夏佛塔苷对照品
A. 蓝色荧光斑点；B. 绿色荧光斑点；
C. 绿色荧光斑点

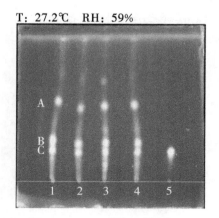

图 1-2-21　硅胶 H 板 TLC 图
1. LTC-1；2. LTC-9；3. LTC-11；
4. LTC-10；5. 夏佛塔苷对照品
A. 蓝色荧光斑点；B. 绿色荧光斑点；
C. 绿色荧光斑点

5.4.2　不同点样方式的考察

　　称取 LTC-1、LTC-9、LTC-10、LTC-11 粉末各0.5 g，称取夏佛塔苷对照品适量，按上述方法制备对照品溶液和供试品溶液，进行 TLC 实验，考察圆点状及条带状 2 种点样方式。结果表明，2 种点样方式均可获得较好的分离效果，展开条件适应性好，但圆点状点样方式操作简便，故选择圆点状点样。结果见图 1－2－22、图 1－2－23。

T：29.1℃　RH：59%

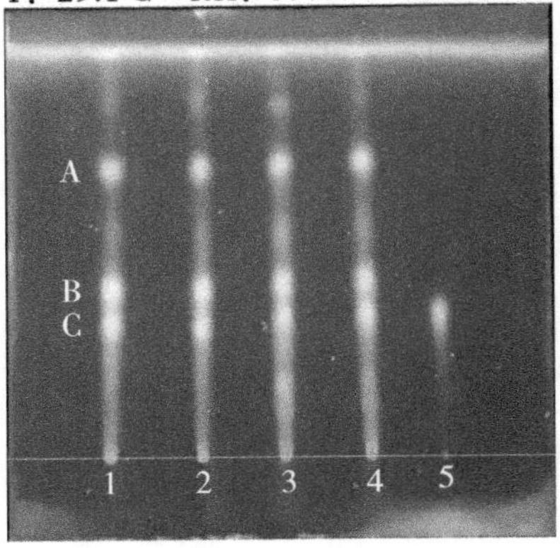

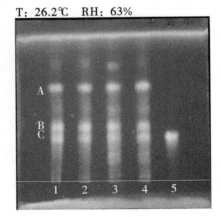

图 1－2－22　圆点状点样 TLC 图

1. LTC－1；2. LTC－9；3. LTC－11；

4. LTC－10；5. 夏佛塔苷对照品

A. 蓝色荧光斑点；B. 绿色荧光斑点；

C. 绿色荧光斑点

T：26.2℃　RH：63%

图 1－2－23　条带状点样 TLC 图

1. LTC－1；2. LTC－9；3. LTC－11；

4. LTC－10；5. 夏佛塔苷对照品

A. 蓝色荧光斑点；B. 绿色荧光斑点；

C. 绿色荧光斑点

5.4.3　不同温度、湿度的考察

称取 LTC－1、LTC－9、LTC－10、LTC－11 粉末各0.5 g，称取夏佛塔苷对照品适量，按上述方法制备对照品溶液和供试品溶液，按上述展开条件进行 TLC 实验，考察不同温湿度（T10.7℃，RH13%；T29.0℃，RH59%）条件。结果表明，不同温湿度条件下均可获得较好的分离效果，展开条件适应性好。结果见图 1－2－24、图 1－2－25。

T：10.7℃　RH：13%

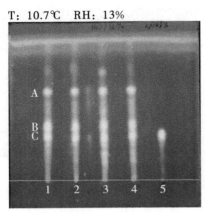

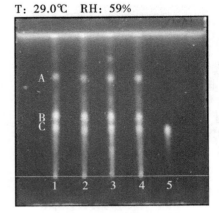

图 1－2－24　10.7℃ RH13% 时 TLC 图

1. LTC－1；2. LTC－9；3. LTC－11；

4. LTC－10；5. 夏佛塔苷对照品

A. 蓝色荧光斑点；B. 绿色荧光斑点；

C. 绿色荧光斑点

T：29.0℃　RH：59%

图 1－2－25　26.6℃ RH59% 时 TLC 图

1. LTC－1；2. LTC－9；3. LTC－11；

4. LTC－10；5. 夏佛塔苷对照品

A. 蓝色荧光斑点；B. 绿色荧光斑点；

C. 绿色荧光斑点

5.5 12批样品TLC结果

称取12批样品粉末各0.5 g，称取夏佛塔苷对照品适量，按上述方法制备对照品溶液、供试品溶液和对照药材溶液，吸取上述3种溶液各1 μl，分别点于同一硅胶G薄层板上，以氯仿-丙酮-甲酸-水（4：7：1：1）为展开系统，展开，展距约8 cm，取出，晾干，喷以3％三氯化铝乙醇溶液为显色剂，晾干，置于烘箱105 ℃下加热5 min，于紫外光灯（365 nm）下检视。结果表明，在供试品色谱中，与对照品及对照药材色谱在相应位置有相同颜色的荧光斑点。详见图1-2-26。

T：26.3℃　RH：57%

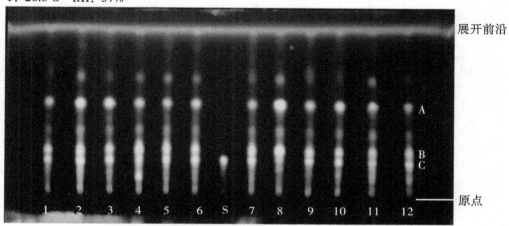

图1-2-26　12批犁头草TLC色谱图

1～12. LTC-1～LTC-12；

S. 夏佛塔苷对照品；A. 蓝色荧光斑点；B. 绿色荧光斑点；C. 绿色荧光斑点

色谱条件：硅胶G薄层板，生产厂家：青岛海洋化工有限公司，批号：20180308，

规格：100 mm×200 mm，圆点状点样，点样量1 μl，T：26.3℃，RH：57%，

展开剂：氯仿-丙酮-甲酸-水（4：7：1：1），

显色剂：3％三氯化铝乙醇溶液（紫外灯下365 nm处显色）

6 犁头草化学成分预实验

6.1 供试品溶液的制备

6.1.1 水供试液的制备

称取犁头草药材粉末15.0 g，置于250 ml具塞锥形瓶中，加水150 ml，冷浸24 h，滤过，取续滤液20 ml为冷水供试液，用作氨基酸、蛋白质、多肽等化学成分的检查。剩余药液及残渣在55℃的水浴锅中温浸30 min，滤过，续滤液为热水供试液，用作多糖、糖类、皂苷、苷类、有机酸、酚类、鞣质等化学成分的检查。

6.1.2 乙醇供试液及酸水供试液的制备

称取犁头草药材粉末15.0 g，置于250 ml具塞锥形瓶中，加95％乙醇150 ml，水浴回流1 h，冷却至室温，滤过，取续滤液分为2份，其中一份为乙醇供试液，用作黄酮类、蒽醌、酚类、鞣质、内酯、香豆素类、强心苷、甾体、萜类等化学成分的检查。将另一份乙醇供试液置水浴锅上加热，浓缩成膏状（闻之无醇味），加入5％盐酸使其溶解，滤过，续滤液为酸水供试液，用作生物碱的检查。

6.1.3 石油醚供试液的制备

称取犁头草药材粉末 1.0 g，置于 50 ml 具塞锥形瓶中，加入石油醚 10 ml，冷浸 3 h，滤过，取续滤液为石油醚供试液，用作挥发油、油脂等化学成分的检查。

6.2 实验结果

对 LTC-2、LTC-4、LTC-10 三个产地犁头草药材的水供试液、乙醇供试液、酸水供试液、石油醚供试液进行化学成分预实验。结果表明，犁头草可能含有多糖、苷类、鞣质、有机酸、挥发油及油脂、黄酮类、酚类、甾体、萜类、生物碱类等化学成分。实验结果见表 1-2-4、表 1-2-5。

表 1-2-4 犁头草水供试液及石油醚供试液成分预试结果

检查项目	试剂或反应名称	正反应指标（+）	现象	结果		
				LTC-2	LTC-4	LTC-10
氨基酸	茚三酮实验	蓝色、蓝紫色或者紫色	无明显变化	−	−	−
多肽	双缩脲反应	呈紫色或紫红色	显深绿色	−	−	−
蛋白质	沉淀反应	产生沉淀或出现浑浊	无沉淀	−	−	−
多糖	Fehling 反应	有棕红色或砖红色沉淀	棕红色沉淀	+	+	+
苷类	Molish 反应	接触面产生紫红色环	界面有紫红色环	+	+	+
皂苷	泡沫实验	有大量泡沫，15 min 不消失	泡沫不多且减少	−	−	−
鞣质	氯化钠明胶实验	出现白色沉淀或浑浊	白色沉淀或浑浊	−	+	+
	1‰三氯化铁试剂	呈绿色、蓝色、暗紫色、蓝紫色、污绿色等	显深绿色	+	+	+
	pH 试纸	pH<7	pH6～7	+	+	+
有机酸	溴甲酚绿实验	蓝色背景上显黄色斑点	未见黄色斑点	−	−	−
挥发油和油脂	滤纸实验	滤纸上有油斑	可见油斑	+	+	+

表 1-2-5 犁头草乙醇供试液及酸水供试液成分预试结果

检查项目	试剂或反应名称	正反应指标（+）	现象	结果		
				LTC-2	LTC-4	LTC-10
黄酮类	盐酸-镁粉实验	呈红色或紫红色	显棕红色	+	+	+
	1‰三氯化铝试剂	呈黄色荧光或荧光加强	黄色荧光	+	+	+
	氨熏实验	斑点变黄，紫外灯下显黄色荧光	斑点变黄且显黄色荧光	+	+	+
	荧光实验	有强烈荧光	强烈黄色荧光	+	+	+

续表

检查项目	试剂或反应名称	正反应指标（＋）	现象	结果		
				LTC－2	LTC－4	LTC－10
蒽醌类	1％NaOH液	呈红色，加碱不褪色，加酸褪色	未见红色	－	－	－
	醋酸-镁粉实验	呈红色	无明显变化	－	－	－
鞣质	氯化钠明胶实验	出现白色沉淀或浑浊	有白色沉淀	－	＋	＋
酚类	1％三氯化铁试剂	呈绿、蓝、暗紫色	显暗紫色	＋	＋	＋
香豆素、内酯	异羟肟酸铁实验	呈红、紫色	显深绿色			
	重氮化偶合反应	呈红色	显棕红色	＋	＋	＋
	荧光实验	紫外灯下显蓝色荧光，加氨液后显黄色荧光	未见荧光			
强心苷	3,5-二硝基苯甲酸实验	呈红色或紫色	无明显变化			
	碱性苦味酸实验	呈红色或橙色	无明显变化			
	亚硝酰铁氰化钠实验	呈紫红色	显棕黄色且不消失			
甾体、萜类	醋酐-浓硫酸实验	颜色由黄→红→紫→青→污绿色	黄→青→污绿色	＋	＋	＋
	氯仿-浓硫酸实验	氯仿层显红色，硫酸层有绿色荧光	氯仿层暗红色，硫酸层有绿色荧光	＋	＋	＋
生物碱	碘化汞钾实验	有白色或淡黄色沉淀	有淡黄色沉淀	＋	＋	＋
	碘化铋钾实验	有淡黄色或棕红色沉淀	有棕红色沉淀	＋	＋	＋
	硅钨酸实验	有淡黄色或白色沉淀	有淡黄色沉淀	＋	＋	＋

注：“＋”表示反应阳性，“－”表示反应阴性

7　小结与讨论

7.1　原植物鉴别特征

多年生草本，无地上茎。叶片基部宽心形，两侧垂片发达，稍下延于叶柄成狭翅；托叶 3/4 与叶柄合生，分离部分披针形，通常有褐色锈点。花淡紫色，有暗色条纹；萼片的基部附属物伸长，长 2～3 mm，末端具缺刻状浅齿。蒴果长圆形，无毛。种子卵球形，深绿色。花果期 3～11 月。

7.2　性状鉴别特征

本品常皱缩成团。根圆柱形，多弯曲，表面有皱纹，土黄色。根状茎短或无，可见叶柄残基。托叶 3/4 与叶柄合生，通常有褐色锈点。萼片的基部附属物伸长，长 2～3 mm，末端具缺刻状浅齿。蒴果椭圆形或三角状裂开，内有种子多数，土黄色。气

微，味辛、微苦。

7.3 显微鉴别特征

根横切面类圆形，皮层细胞含草酸钙簇晶，散有黏液细胞；维管束外韧型；木质部导管类圆形，单个散在或数个相聚，呈切向排列。叶横切面中，黏液细胞类圆形，多见；薄壁细胞含草酸钙簇晶。叶表面中，上下表皮均可见直轴式、平轴式气孔；下表面表皮细胞垂周壁波状弯曲，有的连珠状增厚，表面有明显角质纹理。全草粉末中可见草酸钙簇晶、非腺毛、黏液细胞、石细胞、种皮厚壁、导管、淀粉粒等特征。

7.4 薄层色谱鉴别

经过实验摸索，药材样品用 70％甲醇提取，以夏佛塔苷为对照品，以氯仿-丙酮-甲酸-水（4：7：1：1）为展开系统，3％三氯化铝乙醇溶液为显色剂，于紫外光灯（365 nm）下检视。在供试品色谱中，与对照品及对照药材薄层色谱在相应位置有相同颜色的荧光斑点。在进行含量测定研究时发现犁头草含有维采宁-2、异荭草苷、异牡荆素 3 种成分，但因为含量较低，或展开系统不合适，没能将这 3 种成分与夏佛塔苷同时鉴别出来，今后可以开展更深一步的研究。

7.5 化学成分预实验

犁头草可能含有多糖、苷类、鞣质、有机酸、挥发油及油脂、黄酮类、酚类、甾体、萜类、生物碱类等化学成分。

第三节　犁头草水分、灰分、浸出物含量测定

1　实验材料

1.1　药材

见表1-2-1，犁头草药材经干燥后粉碎，过24目筛备用。

1.2　仪器

实验所用仪器见表1-3-1。

表1-3-1　实验仪器表

仪器	型号	厂家
电热鼓风干燥箱	DHG-9240A	上海一恒科学仪器有限公司
箱式电阻炉	SX2-4-10N	上海一恒科学仪器有限公司
电子天平	BSA224S	德国Sartorius公司
数显恒温水浴锅	HH-6	常州国华电器有限公司
超纯水机	Direct-Q5UV	默克密理博有限公司
电陶炉	H22-X3	九阳股份有限公司
万用电炉	DK-98-Ⅱ	天津市泰斯特仪器有限公司

1.3　材料与试剂

实验所用材料与试剂见表1-3-2。

表1-3-2　材料与试剂表

材料与试剂	级别	厂家
乙醇、盐酸、硝酸银	分析纯	国药集团化学试剂有限公司
纯水	二级	纯水仪制

2　水分测定

2.1　实验方法

照《中国药典》（2015年版）四部通则0832项水分测定法中第二法烘干法进行实验。精密称取犁头草药材粉末2.0~5.0 g，平铺于干燥至恒重的扁形称量瓶中，精密称重，打开瓶盖，在烘箱105 ℃下干燥5 h，将瓶盖盖好，移置干燥器中，冷却30 min，精密称重，再在105 ℃下干燥1 h，冷却，称重，至连续两次称重的差异不超过5 mg为止。根据减失的重量，计算犁头草药材中的含水量（％）。

2.2　实验结果

12批犁头草药材的水分测定结果见表1-3-3。结果表明，12批犁头草药材水分平均含量在8.72％~11.61％之间。

表 1-3-3 犁头草药材水分测定结果表（$n=3$，$\bar{x}\pm s$）

编号	水分（%）	平均水分（%）	编号	水分（%）	平均水分（%）
LTC-1	11.07	11.09±0.02	LTC-7	9.72	9.79±0.07
	11.11			9.86	
	11.09			9.79	
LTC-2	9.75	9.73±0.02	LTC-8	9.78	9.78±0.02
	9.72			9.77	
	9.72			9.80	
LTC-3	9.77	9.66±0.14	LTC-9	10.36	10.43±0.10
	9.71			10.38	
	9.50			10.54	
LTC-4	11.05	11.03±0.03	LTC-10	11.61	11.61±0.00
	11.04			11.61	
	11.00			11.61	
LTC-5	10.92	10.87±0.05	LTC-11	8.69	8.72±0.03
	10.86			8.72	
	10.83			8.75	
LTC-6	10.46	10.55±0.13	LTC-12	8.90	8.88±0.02
	10.49			8.86	
	10.70			8.89	

3 灰分测定

3.1 实验方法

3.1.1 总灰分测定

照《中国药典》（2015 年版）四部通则 2302 项中的总灰分测定法进行实验。精密称取犁头草药材供试品 3.0～5.0 g，置于烧灼至恒重的坩埚中，称定重量，缓缓炽热，并避免燃烧，至完全炭化时，逐渐升温至 500～600℃，使完全灰化并至恒重。根据残渣重量，计算犁头草药材中的总灰分含量（%）。

3.1.2 酸不溶性灰分测定

照《中国药典》（2015 年版）四部通则 2302 项中的酸不溶性灰分测定法进行实验。取上述所得的总灰分，在坩埚中小心加入稀盐酸约 10 ml，用表面皿覆盖坩埚，置水浴锅上加热 10 min，用 5 ml 热水冲洗表面皿，洗涤液并入坩埚中，用无灰滤纸滤过，坩埚内的残渣用水洗于滤纸上，并洗涤至滤液不显氯化物反应为止。滤渣连同滤纸移至同一坩埚中，干燥，烧灼至恒重。根据残渣重量，计算犁头草药材中的酸不溶性灰分含量（%）。

3.2 实验结果

12批犁头草药材的灰分测定结果见表1-3-4。结果表明，12批犁头草药材总灰分平均含量在10.04%～18.19%之间，酸不溶性灰分平均含量在1.17%～5.82%之间。

表1-3-4 犁头草药材总灰分、酸不溶性灰分测定结果表（$n=3$，$\overline{x}\pm s$）

编号	总灰分（%）	平均总灰分（%）	酸不溶性灰分（%）	平均酸不溶性灰分（%）
	12.29		2.47	
LTC-1	12.34	12.33±0.03	2.46	2.49±0.04
	12.35		2.53	
	17.94		5.64	
LTC-2	18.29	18.19±0.22	5.93	5.82±0.16
	18.34		5.89	
	13.09		1.15	
LTC-3	13.19	13.16±0.06	1.16	1.17±0.02
	13.21		1.19	
	12.10		1.30	
LTC-4	12.10	12.06±0.06	1.33	1.31±0.02
	11.99		1.29	
	10.06		1.91	
LTC-5	10.01	10.04±0.03	1.83	1.85±0.05
	10.04		1.82	
	10.97		1.86	
LTC-6	10.98	10.91±0.11	1.82	1.84±0.02
	10.79		1.83	
	14.47		2.39	
LTC-7	14.45	14.46±0.01	2.30	2.34±0.05
	14.45		2.33	
	16.68		3.66	
LTC-8	16.74	16.73±0.05	3.65	3.64±0.02
	16.78		3.62	
	11.95		1.79	
LTC-9	11.88	11.87±0.09	1.70	1.75±0.05
	11.78		1.77	
	12.46		1.39	
LTC-10	12.54	12.51±0.04	1.36	1.38±0.02
	12.52		1.38	

续表

编号	总灰分（%）	平均总灰分（%）	酸不溶性灰分（%）	平均酸不溶性灰分（%）
LTC-11	12.52	12.50±0.02	1.44	1.43±0.02
	12.48		1.41	
	12.51		1.43	
LTC-12	15.79	15.92±0.12	2.29	2.27±0.02
	16.02		2.26	
	15.95		2.25	

4 浸出物含量测定

4.1 提取溶剂的选择

照《中国药典》（2015 年版）四部通则 2201 项浸出物测定法进行实验，考察犁头草药材浸出物含量的测定方法，结果详见表 1-3-5。结果表明，热浸法含量高于冷浸法，水溶性浸出物高于醇溶性浸出物，故采用热浸法、以纯水作为提取溶剂，这与临床用药采用水煎服相吻合。

表 1-3-5 犁头草药材浸出物测定方法考察结果表（$n=3$）

溶剂	冷浸法		热浸法	
	浸出物含量（%）	平均含量（%）	浸出物含量（%）	平均含量（%）
纯水	32.57	32.50	36.29	36.31
	32.70		36.35	
	32.23		36.28	
30%乙醇	32.03	31.87	31.28	31.20
	32.26		31.43	
	31.32		30.89	
50%乙醇	27.92	27.92	26.15	25.05
	27.98		25.83	
	27.86		23.17	
70%乙醇	22.66	22.48	23.81	23.74
	22.47		23.64	
	22.30		23.76	
95%乙醇	6.53	6.52	9.78	9.75
	6.50		9.67	
	6.52		9.80	

4.2 实验方法

照《中国药典》（2015 年版）四部通则 2201 项浸出物测定法中的热浸法进行实验。精密称取犁头草药材供试品 2.0～4.0 g，置 100 ml 锥形瓶中，精密加水 50 ml，密塞，称定重量，静置 1 h 后，连接回流冷凝管，加热至沸腾，并保持微沸 1 h。冷却后，取下锥形瓶，密塞，再称定重量，用水补足减失的重量，摇匀，用干燥滤器滤过，精密量取滤液 25 ml，置于已干燥至恒重的蒸发皿中，在水浴上蒸干后，置烘箱 105℃干燥 3 h，置干燥器中冷却 30 min，迅速精密称重。除另有规定外，以干燥品计算犁头草药材中的水溶性浸出物含量（％）。

4.3　实验结果

12 批犁头草药材的水溶性浸出物测定结果详见表 1-3-6。结果表明，12 批犁头草药材水溶性浸出物平均含量在 29.06％～37.16％之间。

表 1-3-6　犁头草药材浸出物测定结果表（$n=3$，$\overline{x}\pm s$）

编号	浸出物含量（％）	平均含量（％）	编号	浸出物含量（％）	平均含量（％）
LTC-1	34.18	33.84±0.31	LTC-7	31.58	31.71±0.14
	33.76			31.86	
	33.57			31.69	
LTC-2	37.15	37.08±0.07	LTC-8	28.38	29.06±0.59
	37.06			29.43	
	37.02			29.37	
LTC-3	36.09	36.15±0.06	LTC-9	33.65	33.61±0.04
	36.21			33.58	
	36.15			33.60	
LTC-4	37.67	37.16±0.53	LTC-10	36.45	36.14±0.44
	36.61			35.64	
	37.19			36.33	
LTC-5	35.87	35.66±0.18	LTC-11	35.74	35.40±0.66
	35.53			35.81	
	35.59			34.64	
LTC-6	31.51	31.42±0.16	LTC-12	32.10	31.84±0.73
	31.24			31.02	
	31.51			32.40	

5　小结与讨论

12 批犁头草药材水分含量在 8.72％～11.61％之间，总灰分含量在 10.04％～18.19％之间，酸不溶性灰分含量在 1.17％～5.19％之间，水溶性浸出物含量在 29.06％～37.16％之间。分析上述实验结果，并从实际应用的角度考虑，上下浮动 ±10％～±20％ 拟定检查限度，将犁头草药材水分拟订为不得过 14.00％；总灰分拟订为不得过 20.00％；酸不溶性灰分拟订为不得过 8.00％；浸出物以纯水为溶剂，采用热浸法测定，水溶性浸出物含量拟订为不少于 27.00％。

在灰分测定中，犁头草的总灰分含量偏高，而酸不溶性灰分含量不高，结合显微鉴别特征，推测是因为药材本身含有较多草酸钙结晶，而草酸钙盐大多能溶于稀盐酸中。

第四节　犁头草含量测定研究

1　实验材料

1.1　药材

实验药材见表1-2-1，犁头草药材经干燥后粉碎，过24目筛备用。

1.2　仪器

实验所用仪器见表1-4-1。

表1-4-1　实验仪器表

仪器	型号	厂家
四元梯度输液泵、进样器	e2695	沃特世科技有限公司
紫外可见检测器	2998PDA	沃特世科技有限公司
色谱工作站	Empower	沃特世科技有限公司
紫外可见分光光度计	UV-2600	岛津仪器（苏州）有限公司
电子天平	SQP、BSA224S	德国Sartorius公司
数显恒温水浴锅	HH-6	常州国华电器有限公司
超纯水机	Direct-Q5UV	默克密理博有限公司
离心机	MEDIFUGE	赛默飞世尔科技有限公司
超声波清洗器	KQ5200B	昆山市超声仪器有限公司
循环水式多用真空泵	SHB-Ⅲ	郑州长城科工贸有限公司

1.3　材料与试剂

实验所用材料与试剂见表1-4-2。

表1-4-2　材料与试剂表

材料与试剂	批号	级别	厂家
芦丁	100080-201610	化学对照品	中国食品药品检定研究院
夏佛塔苷	111912-201703	化学对照品	中国食品药品检定研究院
异荭草苷	111974-201401	化学对照品	中国食品药品检定研究院
维采宁-2	23666-13-9	化学对照品	成都麦德生科技有限公司
异牡荆素	29702-25-8	化学对照品	上海源叶生物科技有限公司
微孔滤膜	0.45 μm	—	天津津腾实验设备有限公司
甲醇、乙腈	—	色谱纯	Fisher Chemical
甲酸	20190915	色谱纯	天津市大茂化学试剂厂
甲醇、乙醇、石油醚、正丁醇、乙酸乙酯		分析纯	国药集团化学试剂有限公司
纯水	—	一级、二级	纯水仪制

2 犁头草总黄酮的含量测定

犁头草具有清热解毒、凉血消肿等功效，在民间大都用于治疗痈疮肿毒、毒蛇咬伤等。药理研究表明堇菜属植物抗炎抑菌作用明显。经化学成分预实验分析，犁头草可能含有黄酮类成分。堇菜属植物含有多种成分，但系统研究大多集中于黄酮类等具有抗菌、抗炎作用的化合物，故本实验对犁头草总黄酮含量进行测定。

2.1 测定条件的选择

2.1.1 显色方法的选择

参考谢娟平等人测定犁头草总黄酮含量的文献，中性三氯化铝（$AlCl_3$）显色体系较碱性三氯化铝显色体系更稳定，故选择中性 $AlCl_3$ 比色法为本实验测定总黄酮含量的显色方法。方法如下：取待测液 1 ml，加入 10％ $AlCl_3$ 溶液 3 ml，用相应溶剂定容至刻度线，摇匀，暗处静置 15 min。

2.1.2 检测波长的选择

精密量取芦丁对照品溶液和犁头草供试品溶液各 1 ml，分别置于 10 ml 容量瓶中，按上述显色方法，在波长 200～800 nm 范围内扫描。结果表明，对照品溶液和供试品溶液在 275 nm 处有最大吸收，故选择 275 nm 为检测波长。芦丁对照品及供试品溶液全波长扫描光谱图见图 1-4-1。

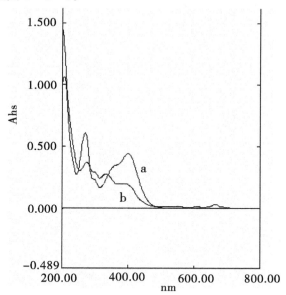

图 1-4-1　全波长扫描光谱图

a. 芦丁对照品溶液光谱图；b. 犁头草供试品溶液色谱图

2.2 供试品溶液制备方法的考察

2.2.1 提取方式的考察

精密称取 LTC-10 粉末 3 份，每份0.5 g，分别精密加入 70％乙醇25 ml，称重，考察冷浸24 h、回流 1 h、超声 0.5 h 三种不同提取方式的总黄酮提取率。结果表明，回流提取的提取率高于其他两种方式，故选择回流提取法。结果见图 1-4-2。

2.2.2 提取溶剂的考察

考察纯水、70％乙醇、甲醇3种不同溶剂的总黄酮提取率。结果表明，70％乙醇的提取率高于其他溶剂，故选择70％乙醇为提取溶剂。结果见图1-4-3。

2.2.3 乙醇浓度的考察

考察60％乙醇、70％乙醇、80％乙醇、95％乙醇共4个不同浓度乙醇的总黄酮提取率。结果表明，70％乙醇的提取率较高，继续增大乙醇浓度，提取率下降，故选择乙醇的浓度为70％。结果见图1-4-4。

2.2.4 料液比的考察

考察1∶30、1∶50、1∶70、1∶90共4个不同料液比的总黄酮提取率。结果表明，料液比为1∶50时提取率较高，继续增大料液比，提取率下降，故选择料液比1∶50。结果见图1-4-5。

2.2.5 提取时间的考察

考察30 min、60 min、90 min、120 min共4个不同提取时间的总黄酮提取率。结果表明，提取时间为60 min时提取率较高，继续延长时间，提取率下降，90 min后曲线趋于平缓，故选择提取时间为60 min。结果见图1-4-6。

2.2.6 提取温度的考察

考察65 ℃、75 ℃、85 ℃、95 ℃四个不同提取温度的总黄酮提取率，结果表明，提取时间为85℃时提取率较高，继续升高温度，提取率下降，故选择提取温度为85 ℃。结果见图1-4-7。

2.2.7 提取次数的考察

考察提取1次、2次、3次、4次的总黄酮提取率，结果表明，提取次数为2次时提取率较高，继续增加提取次数，曲线趋于平缓，故选择提取次数为2次。结果见图1-4-8。

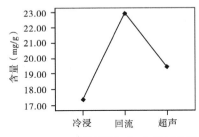

图1-4-2 不同提取方式考察结果

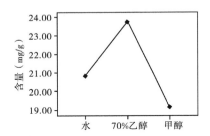

图1-4-3 提取溶剂考察结果

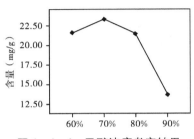

图1-4-4 乙醇浓度考察结果

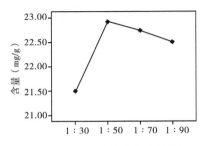

图1-4-5 料液比考察结果

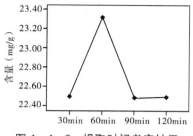

图 1-4-6 提取时间考察结果

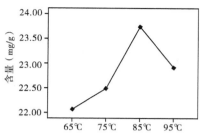

图 1-4-7 提取温度考察结果

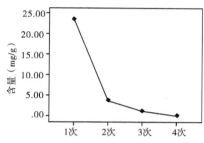

图 1-4-8 提取次数考察结果

2.3 正交实验

2.3.1 正交表的选择

根据上述单因素考察结果，对提取工艺中的提取时间、提取温度、乙醇浓度、料液比进行正交实验。每个因素设定 3 个水平，选用 $L_9(3^4)$ 表进行正交实验，因素水平表见表 1-4-3。

表 1-4-3 因素水平表

水平	因素			
	A 提取时间（min）	B 提取温度（℃）	C 乙醇浓度	D 料液比
1	30	75	60%乙醇	1:30
2	60	85	70%乙醇	1:50
3	90	95	80%乙醇	1:70

2.3.2 正交实验结果

精密称取 LTC-10 粉末 9 份，每份 0.5 g，置于 100 ml 具塞锥形瓶中，按因素水平表进行正交实验平行 3 次。结果见表 1-4-4。对正交实验结果进行直观分析，C 因素对犁头草总黄酮的提取有显著影响，四个因素作用的主次顺序为 C＞B＞D＞A，A 因素中以 K_1 最大，B 因素中以 K_3 最大，C 因素中以 K_1 最大，D 因素中以 K_2 最大，提取的最优组合为 $A_1B_3C_1D_2$。

表 1-4-4 正交实验结果表（$n=3$）

实验号	A	B	C	D	实验结果（mg/g）			
					含量 1	含量 2	含量 3	平均含量
1	1	1	1	1	28.47	28.48	28.50	28.48
2	1	2	2	2	27.47	27.49	27.49	27.48

续表

实验号	A	B	C	D	实验结果（mg/g）			
					含量1	含量2	含量3	平均含量
3	1	3	3	3	36.97	26.99	26.99	30.32
4	2	1	2	3	22.50	22.50	22.48	22.49
5	2	2	3	1	26.98	26.97	26.98	26.98
6	2	3	1	2	32.49	32.49	32.50	32.49
7	3	1	3	2	27.49	27.49	27.49	27.49
8	3	2	1	3	31.49	31.47	31.49	31.48
9	3	3	2	1	26.99	28.49	25.48	26.99
K_1	86.28	78.47	92.46	82.45				
K_2	81.96	85.94	76.96	87.47				
K_3	85.96	89.80	84.78	84.29				
R	4.32	11.33	15.50	5.02				

2.3.3 方差分析

利用 SPSS 21.0 软件对上述正交实验结果进行方差分析，结果详见表 1-4-5、表 1-4-6。对正交实验进行方差分析，结果表明，B、C 两因素对犁头草总黄酮的提取均有显著影响（$P<0.01$），A、D 两因素对总黄酮提取率影响不大（$P>0.05$）。分析单因素统计量表（表 1-4-6），结果表明，A 因素中水平 1 的均值最大，B 因素中水平 3 的均值最大，C 因素中水平 1 的均值最大，D 因素中水平 2 的均值最大，提取的最优组合为 $A_1B_3C_1D_2$。

表 1-4-5 方差分析表

源	III 型平方和	df	均方	F	Sig.
校正模型	210.923[a]	8	26.365	6.691	0.000
截距	21540.343	1	21540.343	5466.188	0.000
A	11.580	2	5.790	1.469	0.256
B	66.373	2	33.186	8.422	0.003
C	120.077	2	60.038	15.236	0.000
D	12.894	2	6.447	1.636	0.222
误差	70.932	18	3.941		
总计	21822.198	27			
校正的总计	281.855	26			

表 1-4-6 单因素统计量表

因素	水平	均值	标准误差	95%置信区间	
				下限	上限
	1	28.761	0.662	27.371	30.151
A	2	27.321	0.662	25.931	28.711

续表

因素	水平	均值	标准误差	95%置信区间	
				下限	上限
	3	28.653	0.662	27.263	30.044
	1	26.156	0.662	24.765	27.546
B	2	28.648	0.662	27.258	30.038
	3	29.932	0.662	28.542	31.322
	1	30.820	0.662	29.430	32.210
C	2	25.654	0.662	24.264	27.045
	3	28.261	0.662	26.871	29.651
	1	27.482	0.662	26.092	28.872
D	2	29.156	0.662	27.765	30.546
	3	28.098	0.662	26.708	29.488

2.3.4 验证实验

正交实验中实际测得总黄酮含量最高的提取工艺组合为 $A_2B_3C_1D_2$，直观分析和方差分析正交实验结果得到的最佳提取工艺为 $A_1B_3C_1D_2$。为了更准确地选择提取工艺，对上述两个组合进行验证实验。结果详见表 1-4-7。

表 1-4-7 验证实验结果表 （$n=3$）

提取工艺组合	含量（mg/g）	平均含量（mg/g）
	33.4478	
$A_2B_3C_1D_2$	33.0545	32.8635
	32.0882	
	30.6730	
$A_1B_3C_1D_2$	29.8725	30.2400
	30.1746	

2.3.5 提取方法的确定

对验证实验结果进行分析，结果表明，$A_2B_3C_1D_2$ 组合总黄酮提取率最高，最终选择 $A_2B_3C_1D_2$ 组合作为犁头草总黄酮提取方法的最佳工艺，即提取溶剂为 60%乙醇，料液比为 1∶50，水浴 95℃提取 60 min。

2.4 方法学考察

2.4.1 对照品溶液的制备

精密称取芦丁对照品适量，置于 50 ml 棕色容量瓶中，加 70%乙醇定容至刻度线，摇匀，即得浓度为 0.2008 mg/ml 的芦丁对照品溶液。

2.4.2 供试品溶液的制备

精密称取犁头草粉末 0.5 g，置于 100 ml 具塞锥形瓶中，精密加入 60%乙醇25 ml，称重，水浴 95℃回流提取 60 min，冷却至室温，称重，用相应溶剂补足减失的重量，离心 10 min（4500 r/min），提取 2 次，精密吸取 2 次离心后的上清液各 5 ml，合并于 25 ml 容量瓶中，用相应溶剂定容至刻度线，即得供试品溶液。

2.4.3 标准曲线的确定

精密吸取 0.2008 mg/ml 的芦丁对照品溶液 0.5 ml、1.0 ml、1.5 ml、2.0 ml、

2.5 ml、3.0 ml，分别置 10 ml 容量瓶中，按确定的显色方法显色，以相应溶剂为空白对照，在 275 nm 波长处测定，记录吸光度（Abs）。以对照品溶液的浓度（x）为横坐标，对照品溶液的吸光度（y）为纵坐标，绘制标准曲线。计算得到回归方程为：$y=31.2258x+0.00580794$，$r^2=0.9996$，表明芦丁在 0.0100～0.0602 mg/ml 范围内呈良好线性关系。结果见表 1-4-8、图 1-4-9。

表 1-4-8　线性关系考察结果表（$n=6$）

序号	浓度（mg/ml）	吸光度 Abs
1	0.0100	0.3063
2	0.0201	0.6381
3	0.0301	0.9579
4	0.0402	1.2855
5	0.0502	1.5648
6	0.0602	1.8707

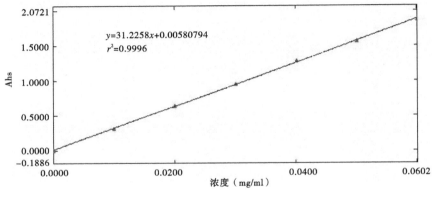

图 1-4-9　标准曲线图

2.4.4　精密度实验

精密吸取对照品溶液（0.0203 mg/ml）1 ml，按"标准曲线的制备"项下依法测定，连续测定 6 次，记录对照品溶液的吸光度，计算 RSD=0.00%，结果表明仪器精密度良好。结果见表 1-4-9。

表 1-4-9　精密度实验结果表（$n=6$）

序号	Abs	平均 Abs	RSD（%）
1	0.749		
2	0.749		
3	0.749	0.749	0.00
4	0.749		
5	0.749		
6	0.749		

2.4.5 稳定性实验

精密吸取供试品溶液（LTC-10）1 ml，按"标准曲线的制备"项下依法测定，分别于制备后 0 h、2 h、6 h、12 h、16 h、24 h 测定，记录 24 h 内供试品溶液的吸光度，计算总黄酮含量及 RSD。结果表明，供试品溶液在 24 h 内稳定性较好，RSD 为1.59%。结果见表 1-4-10。

表 1-4-10 稳定性实验结果（$n=6$）

测定时间（h）	含量（mg/g）	平均含量（mg/g）	RSD（%）
0	29.9406		
2	30.2607		
6	29.9406	29.6339	1.59
12	29.3005		
16	29.2205		
24	29.1405		

2.4.6 重复性实验

精密称取 LTC-10 粉末 6 份，每份 0.5 g，按"供试品溶液的制备"项下依法制备供试品溶液，按"标准曲线的制备"项下依法测定，记录供试品溶液的吸光度，计算总黄酮含量及 RSD。结果表明，该方法重复性良好，RSD 为 2.61%。结果见表1-4-11。

表 1-4-11 重复性实验结果（$n=6$）

序号	Abs	含量（mg/g）	平均含量（mg/g）	RSD（%）
1	0.411	32.4081		
2	0.409	32.2546		
3	0.412	32.4881	32.2589	2.61
4	0.426	33.6347		
5	0.400	31.5535		
6	0.396	31.2146		

2.4.7 加样回收率实验

精密称取已知含量的 LTC-10 粉末（含芦丁 32.259 mg/g）6 份，每份 0.25 g，分别精密加入 1 ml 浓度为 8.123 mg/ml 的芦丁对照品溶液，按"供试品溶液的制备"项下依法制备供试品溶液，按"标准曲线的制备"项下依法测定，记录供试品溶液的吸光度，计算总黄酮含量及 RSD。结果表明，样品的平均加样回收率为 99.04%，RSD为 1.77%。结果见表 1-4-12。

表 1-4-12　加样回收率实验结果（$n=6$）

序号	取样量（g）	原有量（mg）	加入量（mg）	测得量（mg）	回收率（%）	平均回收率（%）	RSD（%）
1	0.2501	8.0680	8.1230	15.9730	97.32		
2	0.2501	8.0680	8.1230	16.0138	97.82		
3	0.2503	8.0744	8.1230	16.0138	97.74	99.04	1.77
4	0.2502	8.0712	8.1230	16.1363	99.29		
5	0.2502	8.0712	8.1230	16.3405	101.80		
6	0.2502	8.0712	8.1230	16.2180	100.29		

2.5　12 批样品的测定结果

精密称取 12 批犁头草样品粉末，每份 0.5 g，按"供试品溶液的制备"项下制备供试品溶液，按"标准曲线的制备"项下平行测定 3 次，记录供试品溶液的吸光度，计算总黄酮含量及 RSD。12 批犁头草药材总黄酮平均含量在 29.65～50.14 mg/g 之间，结果见表 1-4-13。

表 1-4-13　12 批犁头草样品总黄酮含量测定结果（$n=3, \overline{x} \pm s$）

编号	含量（mg/g）	平均含量（mg/g）	编号	含量（mg/g）	平均含量（mg/g）
LTC-1	36.4363		LTC-7	45.2504	
	38.1744	37.275±0.871		44.6900	44.737±0.491
	37.2144			44.2720	
LTC-2	49.3336		LTC-8	38.1668	
	50.2742	50.141±0.749		39.0544	38.449±0.525
	50.8141			38.1249	
LTC-3	33.9549		LTC-9	38.0372	
	35.4616	34.508±0.829		37.3168	37.474±0.503
	34.1081			37.0693	
LTC-4	34.9084		LTC-10	29.2888	
	35.4828	35.233±0.295		31.0670	30.099±0.900
	35.3086			29.9406	
LTC-5	29.6205		LTC-11	34.1013	
	30.0146	29.649±0.352		33.8816	34.423±0.756
	29.3122			35.2874	
LTC-6	31.5472		LTC-12	48.1934	
	32.4275	31.783±0.565		49.1341	48.327±0.750
	31.3746			47.6523	

3　犁头草中 4 种黄酮类成分的含量测定

犁头草具有清热解毒、散瘀消肿等功效，主治急性黄疸型肝炎、咽喉炎、扁桃体炎、目赤肿痛、急性结膜炎、阑尾炎、乳腺炎、化脓性骨髓炎、淋浊、痈疮肿毒及解断肠草和海芋中毒等。经研究发现，犁头草含有维采宁-2、夏佛塔苷、异荭草苷、异牡荆素4种黄酮苷类成分。维采宁-2能抑制炎性细胞因子、TLR介导的炎症途径；夏佛塔苷对OGD刺激的促炎细胞因子（IL-1β、TNF-α和IL-6）mRNA和蛋白表达有抑制作用，能有效抑制TLR4/Myd88信号通路，从而减轻神经炎症；异荭草苷具有良好的抗氧化活性；异牡荆素具有较好的抗炎活性。

3.1　色谱及检测条件的建立

3.1.1　色谱柱的选择

ZORBAX StableBond-Aq色谱柱使用ZORBAX Rx-SIL类型的多孔硅胶微球，为C_{18}键合相，具有较大的二异丙基侧链基团，其专利的键合技术为键合相提供了空间保护作用，可与所有常用流动相兼容，即使是水含量很高的流动相条件下，保留时间也具有很好的重现性，且柱寿命长。故本实验选用ZORBAX SB-Aq柱（4.6 mm×250 mm，5 μm，Agilent）。

3.1.2　检测波长的选择

维采宁-2、夏佛塔苷、异荭草苷、异牡荆素4种对照品在波长200～400 nm范围内进行全波长扫描，发现4种物质均在波长330 nm附近有最大吸收，在此波长下用HPLC法测定，4种成分有较好的分离度，故选择330 nm作为4种成分的检测波长。4种对照品的紫外吸收光谱图见图1-4-10。

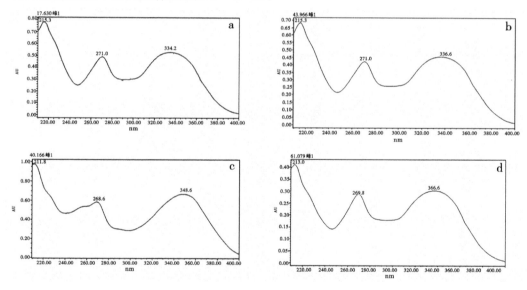

图1-4-10　4种对照品紫外吸收光谱图
a. 维采宁-2；b. 夏佛塔苷；c. 异荭草苷；d. 异牡荆素

3.1.3　流动相的考察

考察乙腈-水、甲醇-水、乙腈-0.1%甲酸水溶液、甲醇-0.1%甲酸水溶液4个流动相系统。结果表明，乙腈-0.1%甲酸水溶液系统梯度洗脱时，4种黄酮类成分的峰型较好，分离度较高，且基线更平稳，达到色谱法定量检测的要求，故选用乙腈-0.1%甲酸水溶液作为本实验的流动相系统。结果见图1-4-11至图1-4-14。

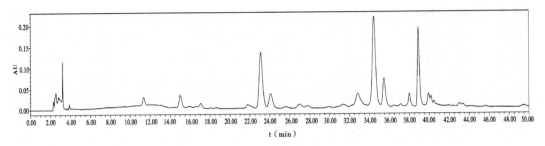

图1-4-11 乙腈-水系统色谱图

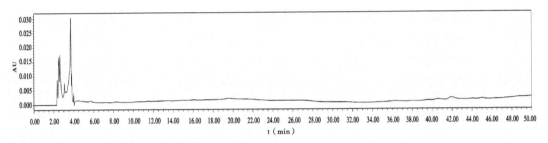

图1-4-12 甲醇-水系统色谱图

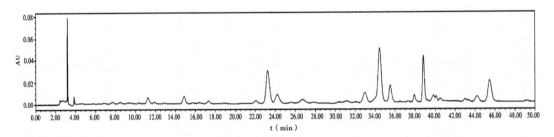

图1-4-13 乙腈-0.1%甲酸水溶液系统色谱图

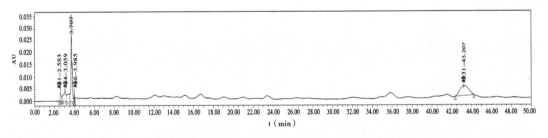

图1-4-14 甲醇-0.1%甲酸水溶液系统色谱图

3.1.4 色谱及检测条件的确定

色谱柱：ZORBAX SB-Aq柱（4.6 mm×250 mm，5 μm，Agilent）；检测波长：330 nm；流动相：乙腈-0.1%甲酸水溶液，梯度洗脱程序见表1-4-14；流速：1 ml/min；柱温：25℃；进样量：10 μl。

表 1-4-14 梯度洗脱程序

时间（min）	乙腈（%）	0.1%甲酸（%）
0～5	10→13	90→87
5～17	13→15	87→85
17～27	15	85
27～37	15→22	85→78
37～50	22	78

3.2 供试品溶液制备方法的考察

3.2.1 提取溶剂的考察

精密称取 LTC-10 粉末 8 份，每份 0.5 g，分别精密加入 30%甲醇、50%甲醇、70%甲醇、100%甲醇、30%乙醇、50%乙醇、70%乙醇、95%乙醇 10 ml，考察 8 种不同溶剂的提取率。结果表明，50%乙醇的提取下，4 种成分的含量均最高，故选择 50%乙醇为提取溶剂。结果见表 1-4-15。

表 1-4-15 提取溶剂考察结果

溶剂	含量（mg/g）			
	维采宁-2	夏佛塔苷	异荭草苷	异牡荆素
30%甲醇	0.0633	0.8856	0.2381	0.2701
50%甲醇	0.0666	0.9197	0.2605	0.2775
70%甲醇	0.0605	0.9022	0.2440	0.2766
甲醇	0.0294	0.5006	0.1441	0.1588
30%乙醇	0.0571	0.8198	0.2174	0.2656
50%乙醇	0.0708	1.0048	0.2749	0.3181
70%乙醇	0.0607	0.8933	0.2478	0.2738
95%乙醇	0.0110	0.3206	0.0985	0.1142

3.2.2 提取方式的考察

精密称取 LTC-10 粉末 3 份，每份 0.5 g，考察冷浸 24 h、超声 30 min、回流 1 h 三种不同提取方式的提取率。结果表明，超声提取时维采宁-2、夏佛塔苷的提取率较高，回流提取时异荭草苷、异牡荆素的提取率较高，考虑到夏佛塔苷含量较其他 3 种成分高，且超声提取操作简便、省时，故选择超声进行提取。结果见表 1-4-16。

表 1-4-16 提取方式考察结果

提取方式	含量（mg/g）			
	维采宁-2	夏佛塔苷	异荭草苷	异牡荆素
冷浸	0.0580	0.8474	0.2388	0.2616
超声	0.0644	0.9458	0.2550	0.2868
回流	0.0603	0.8617	0.2679	0.3047

3.3 正交实验

3.3.1 正交表的选择

对提取工艺中的提取时间、乙醇浓度、料液比进行正交实验，每个因素设定 3 个水平，选用 $L_9(3^3)$ 表进行正交实验，因素水平表见表 1-4-17。

表 1-4-17 因素水平表

水平	因素		
	A 乙醇浓度	B 提取时间（min）	C 料液比
1	30％乙醇	30	1：20
2	50％乙醇	45	1：30
3	70％乙醇	60	1：40

3.3.2 正交实验结果

精密称取 LTC-10 粉末 0.5 g，置于 100 ml 具塞锥形瓶中，按因素水平表进行正交实验，平行 3 次。结果见表 1-4-18 至表 1-4-21。

表 1-4-18 维采宁-2 正交实验结果（$n=3$）

实验号	A	B	C	维采宁-2 含量（mg/g）			
				含量 1	含量 2	含量 3	平均含量
1	1	1	1	0.0494	0.0456	0.0522	0.0491
2	1	2	2	0.0587	0.0559	0.0530	0.0558
3	1	3	3	0.0544	0.0555	0.0542	0.0547
4	2	1	2	0.0626	0.0611	0.0655	0.0631
5	2	2	3	0.0582	0.0655	0.0658	0.0632
6	2	3	1	0.0652	0.0685	0.0640	0.0659
7	3	1	3	0.0691	0.0702	0.0617	0.0670
8	3	2	1	0.0673	0.0647	0.0673	0.0664
9	3	3	2	0.0674	0.0664	0.0708	0.0682
K_1	0.1596	0.1791	0.1814				
K_2	0.1921	0.1854	0.1871				
K_3	0.2016	0.1888	0.1848				
R	0.0420	0.0097	0.0057				

表 1-4-19 夏佛塔苷正交实验结果（$n=3$）

实验号	A	B	C	夏佛塔苷含量（mg/g）			
				含量 1	含量 2	含量 3	平均含量
1	1	1	1	0.7099	0.6526	0.7654	0.7093
2	1	2	2	0.7660	0.7641	0.7246	0.7516
3	1	3	3	0.8112	0.8210	0.7941	0.8088
4	2	1	2	0.9115	0.8963	0.9226	0.9101
5	2	2	3	0.8578	0.8659	0.8811	0.8683
6	2	3	1	0.9323	0.9303	0.9011	0.9213

续表

实验号	A	B	C	夏佛塔苷含量（mg/g）			
				含量 1	含量 2	含量 3	平均含量
7	3	1	3	0.8925	0.9237	0.8908	0.9023
8	3	2	1	0.9349	0.9110	0.9385	0.9282
9	3	3	2	0.9558	0.9376	0.9529	0.9487
K₁	2.2697	2.5218	2.5587				
K₂	2.6996	2.5480	2.6105				
K₃	2.7792	2.6788	2.5793				
R	0.5095	0.1570	0.0517				

表 1-4-20 异荭草苷正交实验结果（$n=3$）

实验号	A	B	C	异荭草苷含量（mg/g）			
				含量 1	含量 2	含量 3	平均含量
1	1	1	1	0.2049	0.1885	0.2238	0.2057
2	1	2	2	0.2200	0.2197	0.2050	0.2149
3	1	3	3	0.2257	0.2311	0.2241	0.2269
4	2	1	2	0.2532	0.2507	0.2599	0.2546
5	2	2	3	0.2378	0.2420	0.2441	0.2413
6	2	3	1	0.2610	0.2601	0.2529	0.2580
7	3	1	3	0.2453	0.2582	0.2447	0.2494
8	3	2	1	0.2662	0.2590	0.2645	0.2632
9	3	3	2	0.2662	0.2627	0.2649	0.2646
K₁	0.6476	0.7098	0.7270				
K₂	0.7539	0.7194	0.7341				
K₃	0.7772	0.7495	0.7177				
R	0.1297	0.0398	0.0164				

表 1-4-21 异牡荆素正交实验结果（$n=3$）

实验号	A	B	C	异牡荆素含量（mg/g）			
				含量 1	含量 2	含量 3	平均含量
1	1	1	1	0.2116	0.1944	0.2339	0.2133
2	1	2	2	0.2359	0.2402	0.2181	0.2314
3	1	3	3	0.2505	0.2526	0.2524	0.2518
4	2	1	2	0.2691	0.2686	0.2770	0.2716
5	2	2	3	0.2643	0.2678	0.2622	0.2648
6	2	3	1	0.2879	0.2873	0.2774	0.2842
7	3	1	3	0.2756	0.2803	0.2745	0.2768
8	3	2	1	0.2865	0.2823	0.2895	0.2861

续表

实验号	A	B	C	异牡荆素含量（mg/g）			
				含量1	含量2	含量3	平均含量
9	3	3	2	0.2878	0.2821	0.2923	0.2874
K_1	0.6965	0.7617	0.7836				
K_2	0.8206	0.7823	0.7904				
K_3	0.8504	0.8234	0.7934				
R	0.1539	0.0617	0.0098				

对正交实验结果进行直观分析，A因素对犁头草4种黄酮类成分的提取影响均最显著，3个因素作用的主次顺序为A>B>C。A因素中以K_3最大；B因素中以K_3最大；异牡荆素的C因素中以K_3最大；其他3种成分的C因素中以K_2最大。考虑到4种成分的综合提取率，故选择最优的提取工艺组合为$A_3B_3C_2$。

3.3.3 方差分析

利用SPSS 21.0软件对上述正交实验结果进行方差分析，方差分析结果见表1-4-22至表1-4-25，单因素统计量分析见表1-4-26至表1-4-29。

表1-4-22 维采宁-2方差分析表

源	Ⅲ型平方和	df	均方	F	Sig.
校正模型	.001[a]	6	0.000	18.178	0.000
截距	0.102	1	0.102	10756.866	0.000
A	0.001	2	0.000	51.115	0.000
B	4.82E-05	2	2.41E-05	2.541	0.104
C	1.67E-05	2	8.34E-06	0.879	0.431
误差	0.000	20	9.49E-06		
总计	0.103	27			
校正的总计	0.001	26			

表1-4-23 夏佛塔苷方差分析表

源	Ⅲ型平方和	df	均方	F	Sig.
校正模型	.166[a]	6	0.028	31.119	0.000
截距	20.013	1	20.013	22535.032	0.000
A	0.150	2	0.075	84.625	0.000
B	0.014	2	0.007	7.965	0.003
C	0.001	2	0.001	0.765	0.478
误差	0.018	20	0.001		
总计	20.197	27			
校正的总计	0.184	26			

表 1-4-24　异荭草苷方差分析表

源	Ⅲ型平方和	df	均方	F	Sig.
校正模型	.011ᵃ	6	0.002	21.603	0.000
截距	1.582	1	1.582	19443.363	0.000
A	0.01	2	0.005	58.673	0.000
B	0.001	2	0.000	5.302	0.014
C	0.000	2	6.79E-05	0.834	0.449
误差	0.002	20	8.14E-05		
总计	1.594	27			
校正的总计	0.012	26			

表 1-4-25　异牡荆素方差分析表

源	Ⅲ型平方和	df	均方	F	Sig.
校正模型	.015ᵃ	6	0.003	22.466	0.000
截距	1.868	1	1.868	16425.657	0.000
A	0.013	2	0.007	58.479	0.000
B	0.002	2	0.001	8.696	0.002
C	5.03E-05	2	2.52E-05	0.221	0.803
误差	0.002	20	0.000		
总计	1.886	27			
校正的总计	0.018	26			

表 1-4-26　维采宁-2 单因素统计量表

因素	水平	均值	标准误差	95%置信区间 下限	上限
A	1	0.053	0.001	0.051	0.055
	2	0.064	0.001	0.062	0.066
	3	0.067	0.001	0.065	0.069
B	1	0.060	0.001	0.058	0.062
	2	0.062	0.001	0.060	0.064
	3	0.063	0.001	0.061	0.065
C	1	0.060	0.001	0.058	0.063
	2	0.062	0.001	0.060	0.065
	3	0.062	0.001	0.059	0.064

表 1-4-27　夏佛塔苷单因素统计量表

因素	水平	均值	标准误差	95％置信区间	
				下限	上限
A	1	0.757	0.010	0.736	0.777
	2	0.900	0.010	0.879	0.921
	3	0.926	0.010	0.906	0.947
B	1	0.841	0.010	0.820	0.861
	2	0.849	0.010	0.829	0.870
	3	0.893	0.010	0.872	0.914
C	1	0.853	0.010	0.832	0.874
	2	0.870	0.010	0.849	0.891
	3	0.860	0.010	0.839	0.881

表 1-4-28　异荭草苷单因素统计量表

因素	水平	均值	标准误差	95％置信区间	
				下限	上限
A	1	0.216	0.003	0.210	0.222
	2	0.251	0.003	0.245	0.258
	3	0.259	0.003	0.253	0.265
B	1	0.237	0.003	0.230	0.243
	2	0.240	0.003	0.234	0.246
	3	0.250	0.003	0.244	0.256
C	1	0.242	0.003	0.236	0.249
	2	0.245	0.003	0.238	0.251
	3	0.239	0.003	0.233	0.245

表 1-4-29　异牡荆素单因素统计量表

因素	水平	均值	标准误差	95％置信区间	
				下限	上限
A	1	0.232	0.004	0.225	0.240
	2	0.274	0.004	0.266	0.281
	3	0.283	0.004	0.276	0.291
B	1	0.254	0.004	0.246	0.261
	2	0.261	0.004	0.253	0.268
	3	0.274	0.004	0.267	0.282
C	1	0.261	0.004	0.254	0.269
	2	0.263	0.004	0.256	0.271
	3	0.264	0.004	0.257	0.272

对 4 种黄酮类成分的正交实验结果进行综合性方差分析。结果表明，A 因素对提取率有显著影响（$P<0.01$）；C 因素对提取率影响不大（$P>0.05$）；B 因素对维采宁-2 提取率影响不大（$P>0.05$），对其他 3 种成分的提取率有显著影响（$P<0.05$）。分析单因素统计量表。结果表明，A 因素中水平 3 的均值最大；B 因素中水平 3 的均值最大；C 因素中，维采宁-2 水平 2 与水平 3 的均值相等，异牡荆素中水平 3 的均值最大，其他 2 种成分水平 2 的均值最大。综合考虑，提取的最优组合为 $A_3B_3C_2$。

3.3.4 提取方法的确定

正交实验中测得 4 种黄酮类成分含量最高的提取工艺组合为 $A_3B_3C_2$，直观分析和方差分析正交实验结果得到的最佳提取工艺为 $A_3B_3C_2$，两者一致，故最终确定提取方法为：以 70％乙醇为提取溶剂，料液比 1：30，超声提取 60 min。

3.4 方法学考察

3.4.1 对照品溶液的制备

精密称取维采宁-2、夏佛塔苷、异荭草苷、异牡荆素对照品适量，置于棕色容量瓶中，加甲醇溶解并定容至刻度线，摇匀，分别制成浓度为 0.0101 mg/ml、0.1220 mg/ml、0.0618 mg/ml、0.0408 mg/ml 的对照品溶液。取配制好的对照品溶液各 1 ml 置于 10 ml 的棕色容量瓶中，加甲醇定容至刻度线，摇匀，即得混合对照品溶液，注入高效液相色谱仪进行检测。结果详见图 1-4-15、图 1-4-16。

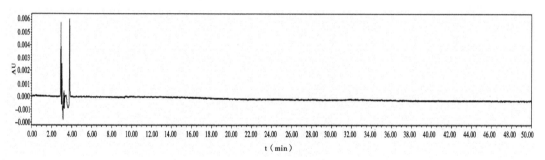

图 1-4-15　空白色谱图

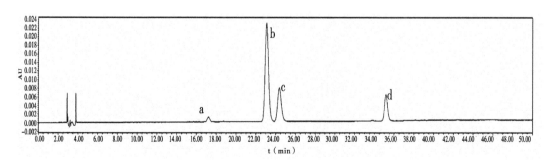

图 1-4-16　混合对照品色谱图
a. 维采宁-2；b. 夏佛塔苷；c. 异荭草苷；d. 异牡荆素

3.4.2 供试品溶液的制备

精密称取犁头草药材粉末 0.5 g，置于 50 ml 具塞锥形瓶中，精密加入 70％乙醇 15 ml，称重，超声提取 60 min，冷却至室温，称重，用相应溶剂补足减失的重量，摇匀，滤过，续滤液用 0.45 μm 微孔滤膜过滤，即得供试品溶液，注入高效液相色谱仪进行检测。结果见图 1-4-17。

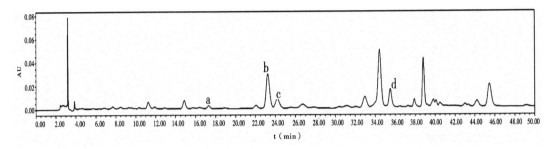

图 1-4-17　犁头草供试品溶液色谱图
a. 维采宁-2；b. 夏佛塔苷；c. 异荭草苷；d. 异牡荆素

3.4.3　标准曲线的制备

3.4.3.1　维采宁-2 标准曲线制备

取浓度为 0.0320 mg/ml 的维采宁-2 对照品溶液，用甲醇分别配制成浓度为 0.0003 mg/ml、0.0064 mg/ml、0.0128 mg/ml、0.0192 mg/ml、0.0256 mg/ml、0.0320 mg/ml 的维采宁-2 标准溶液，分别注入高效液相色谱仪，按上述色谱条件测定峰面积。以浓度（x）为横坐标，峰面积（y）为纵坐标，绘制标准曲线，建立回归方程，得到维采宁-2 的回归方程为 $y=38500000x-15300$，$r=0.9991$。结果表明，维采宁-2 在 0.0003~0.0320 mg/ml 范围内线性关系良好。结果见表 1-4-30，标准曲线见图 1-4-18。

表 1-4-30　维采宁-2 线性关系考察结果（$n=6$）

序号	浓度（mg/ml）	峰面积
1	0.0003	25591
2	0.0064	211101
3	0.0128	466345
4	0.0192	709717
5	0.0256	971629
6	0.0320	1232647

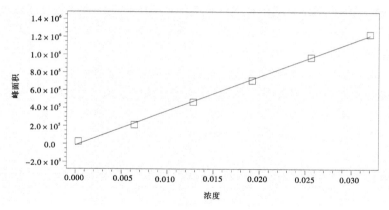

图 1-4-18　维采宁-2标准曲线

3.4.3.2　夏佛塔苷标准曲线制备

取浓度为 0.1220 mg/ml 的夏佛塔苷对照品溶液，用甲醇分别配制成浓度为 0.0012 mg/ml、0.0244 mg/ml、0.0488 mg/ml、0.0732 mg/ml、0.0976 mg/ml、0.1220 mg/ml 的夏佛塔苷标准溶液，分别注入高效液相色谱仪，按上述色谱条件测定峰面积。以浓度（x）为横坐标，峰面积（y）为纵坐标，绘制标准曲线，建立回归方程，得到夏佛塔苷的回归方程为 $y = 39000000x - 33300$，$r = 0.9996$。结果表明，夏佛塔苷在 0.0012～0.1220 mg/ml 范围内线性关系良好。结果见表 1-4-31，标准曲线见图 1-4-19。

表 1-4-31　夏佛塔苷线性关系考察结果（$n = 6$）

序号	浓度（mg/ml）	峰面积
1	0.0012	86223
2	0.0244	854734
3	0.0488	1832647
4	0.0732	2833677
5	0.0976	3737248
6	0.1220	4761169

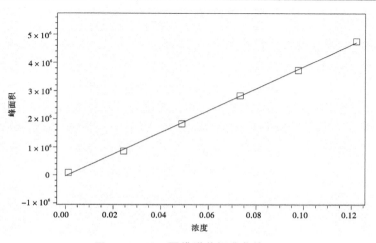

图 1-4-19　夏佛塔苷标准曲线

3.4.3.3 异荭草苷标准曲线制备

取浓度为 0.0496 mg/ml 的异荭草苷对照品溶液，用甲醇分别配制成浓度为 0.0005 mg/ml、0.0099 mg/ml、0.0198 mg/ml、0.0298 mg/ml、0.0397 mg/ml、0.0496 mg/ml 的异荭草苷标准溶液，分别注入高效液相色谱仪，按上述色谱条件测定峰面积。以浓度（x）为横坐标，峰面积（y）为纵坐标，绘制标准曲线，建立回归方程，得到异荭草苷的回归方程为 $y = 33300000x - 13300$，$r = 0.9992$。结果表明，异荭草苷在 0.0005～0.0496 mg/ml 范围内线性关系良好。结果见表 1-4-32，标准曲线见图 1-4-20。

表 1-4-32　异荭草苷线性关系考察结果（$n = 6$）

序号	浓度（mg/ml）	峰面积
1	0.0005	41409
2	0.0099	290584
3	0.0198	629714
4	0.0298	965275
5	0.0397	1308480
6	0.0496	1660754

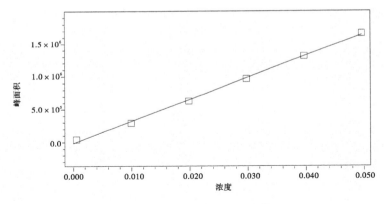

图 1-4-20　异荭草苷标准曲线

3.4.3.4 异牡荆素标准曲线制备

取浓度为 0.0664 mg/ml 的异牡荆素对照品溶液，用甲醇分别配制成浓度为 0.0007 mg/ml、0.0133 mg/ml、0.0266 mg/ml、0.0398 mg/ml、0.0531 mg/ml、0.0664 mg/ml 的异牡荆素标准溶液，分别注入高效液相色谱仪，按上述色谱条件测定峰面积。以浓度（x）为横坐标，峰面积（y）为纵坐标，绘制标准曲线，建立回归方程，得到异牡荆素的回归方程为 $y = 32900000x - 17200$，$r = 0.9996$。结果表明，异牡荆素在 0.0007～0.0664mg/ml 范围内线性关系良好。结果见表 1-4-33，标准曲线见图 1-4-21。

表 1-4-33　异牡荆素线性关系考察结果 （n=6）

序号	浓度（mg/ml）	峰面积
1	0.0007	39374
2	0.0133	389727
3	0.0266	844633
4	0.0398	1282033
5	0.0531	1726258
6	0.0664	2181855

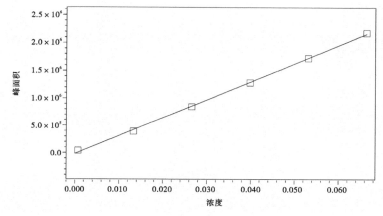

图 1-4-21　异牡荆素标准曲线

3.4.4　精密度实验

精密吸取维采宁-2 对照品溶液 （浓度为 0.0016 mg/ml）、夏佛塔苷对照品溶液（浓度为 0.0820 mg/ml）、异荭草苷对照品溶液 （浓度为 0.0124 mg/ml）、异牡荆素对照品溶液 （浓度为 0.0166 mg/ml） 各 10 μl，按上述色谱条件分别连续进样 6 次，测定峰面积，计算维采宁-2 的 RSD 为 1.45％，夏佛塔苷的 RSD 为 0.38％，异荭草苷的 RSD 为 0.65％，异牡荆素的 RSD 为 0.73％。结果表明仪器精密度良好，结果见表1-4-34。

表 1-4-34　精密度实验结果 （n=6）

对照品	峰面积						平均峰面积	RSD（％）
	第1次	第2次	第3次	第4次	第5次	第6次		
维采宁-2	42179	42892	42544	42966	43604	43827	43002	1.45
夏佛塔苷	1672447	1674254	1683133	1684644	1685516	1688209	1681367	0.38
异荭草苷	323443	317841	318547	319509	321317	321253	320318	0.65
异牡荆素	640958	645080	649275	650143	653328	652442	648537	0.73

3.4.5　稳定性实验

精密称取 LTC-10 粉末 6 份，每份0.5 g，按"供试品溶液的制备"项下依法制备供试品溶液，精密吸取供试品溶液10 μl，分别于制备后0 h、2 h、6 h、12 h、16 h、24 h，按上述色谱条件进样，分别测定24 h内供试品溶液的峰面积，计算RSD。结果表明，供试品溶液在24 h内稳定性较好，维采宁-2峰面积的RSD为1.83%，夏佛塔苷峰面积的RSD为1.14%，异荭草苷峰面积的RSD为1.19%，异牡荆素峰面积的RSD为0.31%。结果详见表1-4-35。

表1-4-35　稳定性实验结果（$n=6$）

| 对照品 | 含量 | | | | | | 平均含量（mg/g） | RSD（%） |
	样品1	样品2	样品3	样品4	样品5	样品6		
维采宁-2	0.0433	0.0430	0.0442	0.0450	0.0440	0.0448	0.0441	1.83
夏佛塔苷	0.5516	0.5569	0.5580	0.5602	0.5590	0.5436	0.5549	1.14
异荭草苷	0.2078	0.2113	0.2122	0.2129	0.2143	0.2087	0.2112	1.19
异牡荆素	0.2827	0.2824	0.2819	0.2837	0.2839	0.2840	0.2813	0.31

3.4.6　重复性实验

精密称取LTC-10粉末6份，每份0.5 g，按"供试品溶液的制备"项下依法制备供试品溶液，精密吸取供试品溶液10 μl，按上述色谱条件进样，测定供试品溶液的峰面积，计算RSD。结果表明，该方法重复性良好，维采宁-2峰面积的RSD为1.60%，夏佛塔苷峰面积的RSD为1.59%，异荭草苷峰面积的RSD为1.87%，异牡荆素峰面积的RSD为1.67%。结果详见表1-4-36。

表1-4-36　重复性实验结果（$n=6$）

| 对照品 | 含量 | | | | | | 平均含量（mg/g） | RSD（%） |
	样品1	样品2	样品3	样品4	样品5	样品6		
维采宁-2	0.0450	0.0468	0.0466	0.0467	0.0467	0.0457	0.0462	1.60
夏佛塔苷	0.5745	0.5815	0.6012	0.5889	0.5825	0.5923	0.5868	1.59
异荭草苷	0.2302	0.2214	0.2300	0.2240	0.2204	0.2248	0.2251	1.87
异牡荆素	0.2933	0.3052	0.2981	0.3028	0.2935	0.2955	0.2981	1.67

3.4.7　加样回收率实验

精密称取已知含量的LTC-10粉末（维采宁-2、夏佛塔苷、异荭草苷、异牡荆素含量分别为0.0462 mg/g、0.5868 mg/g、0.2251 mg/g、0.2981 mg/g）6份，每份0.5 g，分别精密加入0.0231 mg/ml的维采宁-2对照品溶液、0.2934 mg/ml的夏佛塔苷对照品溶液、0.1126 mg/ml的异荭草苷对照品溶液、0.1491 mg/ml的异牡荆素对照品溶液各1 ml，按"供试品溶液的制备"项下依法制备供试品溶液，按上述色谱条件进样，测定供试品溶液的峰面积，计算RSD。结果表明，样品中维采宁-2的平均加样回收率为100.06%，RSD为2.69%；夏佛塔苷的平均加样回收率为96.64%，RSD为1.45%；异荭草苷的平均加样回收率为102.16%，RSD为1.64%；异牡荆素的平均加样回收率为101.42%，RSD为1.48%。结果见表1-4-37至表1-4-40。

表1-4-37 维采宁-2加样回收率实验结果（n＝6）

序号	取样量 （g）	原有量 （mg）	加入量 （mg）	测得量 （mg）	回收率 （%）	平均回收率 （%）	RSD（%）
1	0.5001	0.02310	0.0231	0.0457	98.01		
2	0.5002	0.02311	0.0231	0.0453	96.09		
3	0.5002	0.02311	0.0231	0.0467	102.33	100.06	2.69
4	0.5001	0.02310	0.0231	0.0465	101.45		
5	0.5002	0.02311	0.0231	0.0461	99.46		
6	0.5001	0.02310	0.0231	0.0469	103.04		

表1-4-38 夏佛塔苷加样回收率实验结果（n＝6）

序号	取样量 （g）	原有量 （mg）	加入量 （mg）	测得量 （mg）	回收率 （%）	平均回收率 （%）	RSD（%）
1	0.5001	0.29346	0.2934	0.5801	97.69		
2	0.5002	0.29352	0.2934	0.5779	96.92		
3	0.5002	0.29352	0.2934	0.5753	96.05	96.64	1.45
4	0.5002	0.29352	0.2934	0.5696	94.11		
5	0.5001	0.29346	0.2934	0.5809	97.95		
6	0.5002	0.29352	0.2934	0.5785	97.12		

表1-4-39 异荭草苷加样回收率实验结果（n＝6）

序号	取样量 （g）	原有量 （mg）	加入量 （mg）	测得量 （mg）	回收率 （%）	平均回收率 （%）	RSD（%）
1	0.5001	0.11257	0.1126	0.2299	104.21		
2	0.5002	0.11260	0.1126	0.2282	102.66		
3	0.5002	0.11260	0.1126	0.2242	99.15	102.16	1.64
4	0.5002	0.11260	0.1126	0.2278	102.30		
5	0.5001	0.11257	0.1126	0.2283	102.76		
6	0.5001	0.11257	0.1126	0.2273	101.87		

表1-4-40 异牡荆素加样回收率实验结果（n＝6）

序号	取样量 （g）	原有量 （mg）	加入量 （mg）	测得量 （mg）	回收率 （%）	平均回收率 （%）	RSD（%）
1	0.5002	0.14911	0.1491	0.3038	103.77		
2	0.5002	0.14911	0.1491	0.3008	101.76	101.42	1.48
3	0.5002	0.14911	0.1491	0.2982	100.01		

续表

序号	取样量 （g）	原有量 （mg）	加入量 （mg）	测得量 （mg）	回收率 （%）	平均回收率 （%）	RSD（%）
4	0.5001	0.14908	0.1491	0.3015	102.20		
5	0.5001	0.14908	0.1491	0.2978	99.75		
6	0.5001	0.14908	0.1491	0.2997	101.03		

3.5　12批样品的测定结果

精密称取犁头草样品粉末，每份0.5 g，按"供试品溶液的制备"项下依法制备供试品溶液，按上述色谱条件进样，平行测定3次，记录供试品溶液中维采宁-2、夏佛塔苷、异荭草苷、异牡荆素的峰面积，分别计算含量及RSD。12批犁头草药材维采宁-2、夏佛塔苷、异荭草苷、异牡荆素含量分别在0.033～0.242 mg/g、0.163～1.614 mg/g、0.122～0.814 mg/g、0.271～1.627 mg/g之间。结果详见表1-4-41至表1-4-44。

表1-4-41　12批犁头草样品维采宁-2含量测定结果（$n=3$，$\bar{x}\pm s$）

编号	含量（mg/g）	平均含量（mg/g）	编号	含量（mg/g）	平均含量（mg/g）
LTC-1	0.1163	0.116±0.000	LTC-7	0.0504	0.050±0.001
	0.1155			0.0492	
	0.1164			0.0510	
LTC-2	0.2439	0.242±0.004	LTC-8	0.0333	0.033±0.001
	0.2452			0.0321	
	0.2381			0.0325	
LTC-3	0.0755	0.075±0.000	LTC-9	0.0559	0.055±0.001
	0.0751			0.0549	
	0.0757			0.0547	
LTC-4	0.1418	0.144±0.003	LTC-10	0.0467	0.046±0.001
	0.1469			0.0467	
	0.1437			0.0457	
LTC-5	0.0900	0.089±0.001	LTC-11	0.1750	0.176±0.002
	0.0884			0.1745	
	0.0882			0.1782	
LTC-6	0.0650	0.065±0.002	LTC-12	0.0713	0.073±0.002
	0.0667			0.0722	
	0.0637			0.0743	

表 1-4-42　12 批犁头草样品夏佛塔苷含量测定结果（$n=3$）

编号	含量（mg/g）	平均含量（mg/g）	编号	含量（mg/g）	平均含量（mg/g）
LTC-1	0.5729	0.575±0.007	LTC-7	0.6098	0.609±0.004
	0.5694			0.6049	
	0.5824			0.6129	
LTC-2	1.6095	1.614±0.018	LTC-8	0.1656	0.163±0.003
	1.6338			0.1594	
	1.5991			0.1631	
LTC-3	0.8106	0.816±0.007	LTC-9	0.6609	0.660±0.002
	0.8145			0.6617	
	0.8239			0.6571	
LTC-4	0.3865	0.391±0.004	LTC-10	0.5889	0.588±0.005
	0.3913			0.5825	
	0.3940			0.5923	
LTC-5	0.4047	0.407±0.003	LTC-11	0.4675	0.478±0.010
	0.4106			0.4795	
	0.4049			0.4875	
LTC-6	0.8687	0.856±0.020	LTC-12	0.6126	0.598±0.013
	0.8664			0.5885	
	0.8323			0.5924	

表 1-4-43　12 批犁头草样品异荭草苷含量测定结果（$n=3$）

编号	含量（mg/g）	平均含量（mg/g）	编号	含量（mg/g）	平均含量（mg/g）
LTC-1	0.7462	0.754±0.016	LTC-5	0.5029	0.511±0.008
	0.7425			0.5192	
	0.7722			0.5110	
LTC-2	0.5552	0.559±0.004	LTC-6	0.4657	0.468±0.002
	0.5630			0.4690	
	0.5578			0.4696	
LTC-3	0.3814	0.383±0.001	LTC-7	0.4666	0.464±0.005
	0.3826			0.4579	
	0.3842			0.4665	
LTC-4	0.2395	0.254±0.005	LTC-8	0.1242	0.122±0.002
	0.2454			0.1200	
	0.2486			0.1226	

续表

编号	含量（mg/g）	平均含量（mg/g）	编号	含量（mg/g）	平均含量（mg/g）
LTC-9	0.2769	0.277±0.000	LTC-11	0.1651	0.168±0.003
	0.2770			0.1690	
	0.2774			0.1713	
LTC-10	0.2302	0.227±0.005	LTC-12	0.8112	0.814±0.011
	0.2214			0.8253	
	0.2300			0.8046	

表1-4-44　12批犁头草样品异牡荆素含量测定结果（$n=3$）

编号	含量（mg/g）	平均含量（mg/g）	编号	含量（mg/g）	平均含量（mg/g）
LTC-1	0.7004	0.714±0.012	LTC-7	0.7931	0.793±0.012
	0.7213			0.7814	
	0.7201			0.8055	
LTC-2	1.6354	1.627±0.009	LTC-8	0.2744	0.271±0.003
	1.6287			0.2687	
	1.6176			0.2707	
LTC-3	0.5835	0.585±0.002	LTC-9	0.6028	0.603±0.006
	0.5844			0.6085	
	0.5872			0.5966	
LTC-4	1.6018	1.624±0.020	LTC-10	0.2933	0.299±0.006
	1.6353			0.3052	
	1.6362			0.2981	
LTC-5	0.6667	0.656±0.009	LTC-11	0.6920	0.693±0.007
	0.6518			0.6863	
	0.6502			0.6999	
LTC-6	0.6118	0.606±0.012	LTC-12	0.6636	0.663±0.000
	0.6146			0.6633	
	0.5919			0.6628	

4　小结与讨论

4.1　总黄酮含量测定

本实验采用中性 $AlCl_3$ 比色法，通过紫外-可见分光光度计，在 275 nm 下测定犁头草中总黄酮的含量。通过正交实验分析，本品总黄酮含量测定的最佳提取方法为：用 60%乙醇提取，料液比为 1∶50，水浴 95℃ 回流提取 2 次，每次 60 min。芦丁对照品溶液在 0.0100~0.0602 mg/ml 范围内线性关系良好，平均加样回收率为 99.04%。

12 批犁头草药材中总黄酮平均含量在 29.65～50.14 mg/g 之间，根据实际情况考虑，将犁头草总黄酮含量拟定为不低于 26.00 mg/g。

　　实验发现，同为春季采收的药材，河池市大化县岩滩镇（LTC-2）的药材总黄酮含量最高，来宾市金秀县桐木镇（LTC-5）含量最低，可能与犁头草常生长于较潮湿之处，而河池大化县多年平均相对湿度达 74％～80％有关。

4.2　4 种黄酮类成分含量测定

　　以 ZORBAX SB-Aq 柱（4.6 mm×250 mm，5 μm，Agilent）为色谱柱；乙腈-0.1％甲酸水溶液为流动相梯度洗脱；330 nm 为检测波长；流速为 1 ml/min，柱温设为 25℃，进样量为 10 μl。通过正交实验分析，犁头草中 4 种黄酮类成分含量测定的最佳提取方法为：以 70％乙醇为提取溶剂，料液比 1∶30，超声提取 60 min。维采宁-2、夏佛塔苷、异荭草苷、异牡荆素分别在 0.0003～0.0320 mg/ml、0.0012～0.1220 mg/ml、0.0005～0.0496 mg/ml、0.0007～0.0664 mg/ml 范围内线性关系良好，平均加样回收率分别为 100.06％、96.64％、102.16％、101.42％。通过方法学考察，表明所建立的含量测定方法稳定可靠，简便快捷，精密度好，准确度高。12 批犁头草药材维采宁-2、夏佛塔苷、异荭草苷、异牡荆素含量分别在 0.033～0.242 mg/g、0.163～1.614 mg/g、0.122～0.814 mg/g、0.271～1.627 mg/g 之间。

　　实验发现，总黄酮含量高的产地并不是 4 种黄酮类成分含量都最高，如河池市大化县岩滩镇（LTC-2）的药材总黄酮含量最高，但该批次异荭草苷含量不是最高；总黄酮含量低的产地也不表示单一黄酮类成分含量低，如来宾市金秀县桐木镇（LTC-5）的药材总黄酮含量最低，但该批次的维采宁-2、夏佛塔苷、异荭草苷、异牡荆素含量为中等水平。同一产地不同季节采收的药材成分含量不同，如贵港市平南县马练乡 4 种黄酮类成分的含量在春季高于秋季；同一季节不同产地采收的药材成分含量也不同，如春季采收的药材，河池市大化县岩滩镇的含量高于贵港市平南县马练乡。由于采集药材的季节不完全，后续还需继续深入研究，采集同一产地一年四季的药材，探索季节与成分含量之间的关系。

第五节　犁头草指纹图谱研究

1　实验材料

1.1　药材

见表 1-2-1，犁头草药材经干燥后粉碎，过 24 目筛备用。

1.2　仪器

实验所用仪器见表 1-5-1。

表 1-5-1　实验仪器

仪器	型号	厂家
四元梯度输液泵	e2695	沃特世科技有限公司
进样器	e2695	沃特世科技有限公司
紫外可见检测器	2998PDA	沃特世科技有限公司
色谱工作站	Empower	沃特世科技有限公司
电子天平	SQP、BSA224S	德国 Sartorius 公司
数显恒温水浴锅	HH-6	常州国华电器有限公司
超纯水机	Direct-Q5UV	默克密理博有限公司
超声波清洗器	KQ5200B	昆山市超声仪器有限公司
循环水式多用真空泵	SHB-Ⅲ	郑州长城科工贸有限公司

1.3　材料与试剂

实验所用材料与试剂见表 1-5-2。

表 1-5-2　材料与试剂

材料与试剂	批号	级别	厂家
夏佛塔苷	111912-201703	化学对照品	中国食品药品检定研究院
异荭草苷	111974-201401	化学对照品	中国食品药品检定研究院
维采宁-2	23666-13-9	化学对照品	成都麦德生科技有限公司
异牡荆素	29702-25-8	化学对照品	上海源叶生物科技有限公司
微孔滤膜	0.45 μm	—	天津津腾实验设备有限公司
甲醇、乙腈	—	色谱纯	Fisher chemical
甲酸	20190915	色谱纯	天津市大茂化学试剂厂
甲醇、乙醇、石油醚、正丁醇、乙酸乙酯	—	分析纯	国药集团化学试剂有限公司
纯水	—	一级、二级	纯水仪制

2 色谱及检测条件的建立

2.1 色谱柱的考察

因 ZORBAX SB - Aq 柱（4.6 nm×250 mm ，5 μm，Agilent）的分离效果较好，各峰的峰形较佳，基线较平稳，故选其作为犁头草指纹图谱研究用的色谱柱。

2.2 检测波长的考察

考察 254 nm、330 nm、360 nm 三个吸收波长下的色谱图。结果表明，在 330 nm 检测波长下，犁头草指纹图谱基线较平稳，色谱峰数量较多、响应值高，各峰的峰形较佳、分离度较好，故选择 330 nm 作为检测波长。结果见图 1-5-1 至图 1-5-3。

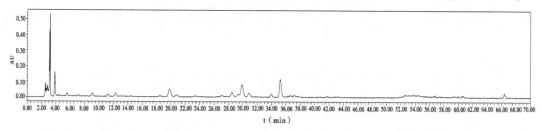

图 1-5-1　254 nm 色谱图

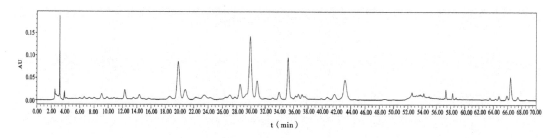

图 1-5-2　330 nm 色谱图

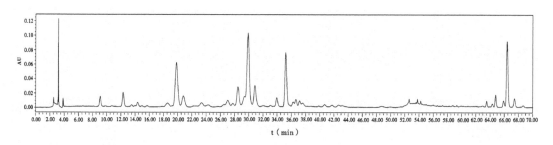

图 1-5-3　360 nm 色谱图

2.3 流动相系统的考察

考察乙腈-水、甲醇-水、乙腈-0.1%甲酸水溶液、甲醇-0.1%甲酸水溶液四个流动相系统。结果表明，乙腈-0.1%甲酸水溶液得到的色谱图信息量、色谱峰数量较多，各峰分离度、峰形较好，且基线较平稳，故选择乙腈-0.1%甲酸水溶液作为流动相系统。结果见图 1-5-4 至图 1-5-7。

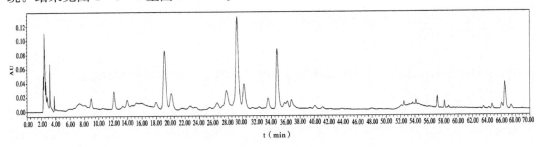

图 1-5-4　乙腈-水系统色谱图

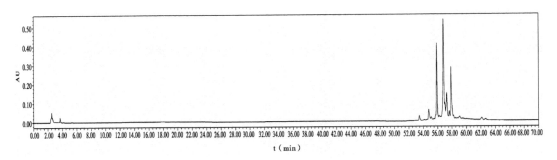

图 1-5-5　甲醇-水系统色谱图

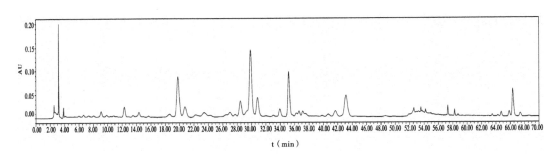

图 1-5-6　乙腈-0.1%甲酸水溶液系统色谱图

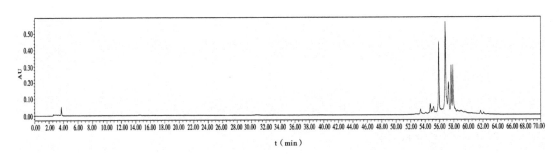

图 1-5-7　甲醇-0.1%甲酸水溶液系统色谱图

2.4　洗脱程序的考察

考察乙腈-0.1%甲酸水溶液系统的三种不同梯度洗脱程序（见表1-5-3至表1-5-5）。结果表明，洗脱程序1和2得到的色谱图各峰分离度较差，色谱峰堆积，且峰形的对称性较差，达不到较好的分离效果；洗脱程序3得到的色谱图各峰分离度、对称性较好，色谱信息量较全，色谱峰之间能较好分离，故选择洗脱程序3采集指纹图谱信息。结果见图1-5-8至图1-5-10。

表1-5-3　洗脱程序1

时间（min）	乙腈（%）	0.1%甲酸水溶液（%）	流速（ml/min）
0	5	95	1.0
10	13	87	1.0
20	18	82	1.0
50	32	68	1.0
70	82	18	1.0
90	82	18	1.0

表1-5-4　洗脱程序2

时间（min）	乙腈（%）	0.1%甲酸水溶液（%）	流速（ml/min）
0	12	88	1.0
5	17	83	1.0
15	17	83	1.0
30	21	79	1.0
45	21	79	1.0
55	45	55	1.0
65	80	20	1.0
80	80	20	1.0

表1-5-5　洗脱程序3

时间（min）	乙腈（%）	0.1%甲酸水溶液（%）	流速（ml/min）
0	12	88	1.0
10	15	85	1.0
20	15	85	1.0
35	21	79	1.0
47	21	79	1.0
58	80	20	1.0
70	80	20	1.0

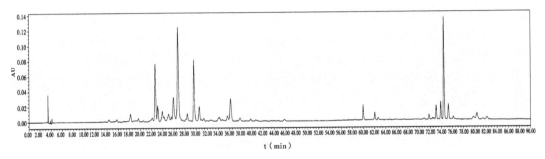

图 1-5-8 洗脱程序 1 色谱图

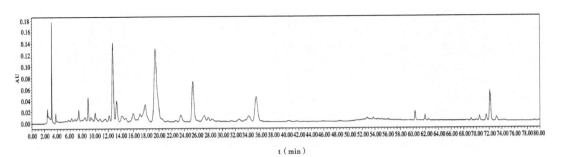

图 1-5-9 洗脱程序 2 色谱图

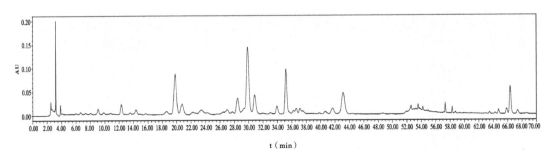

图 1-5-10 洗脱程序 3 色谱图

2.5 柱温的考察

考察 25℃、30℃、35℃三个不同柱温对色谱峰的影响。结果表明,柱温为 25℃时,色谱峰分离效果较好,故选择柱温为 25℃。结果见图 1-5-11 至图 1-5-13。

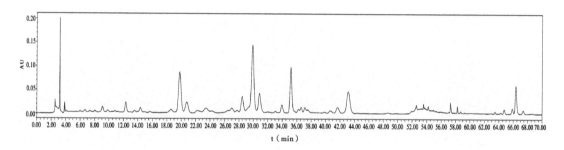

图 1-5-11　柱温 25 ℃色谱图

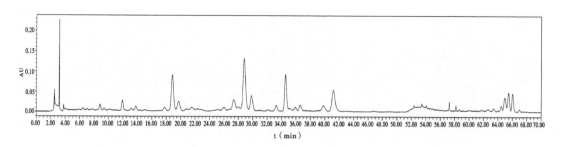

图 1-5-12　柱温 30 ℃色谱图

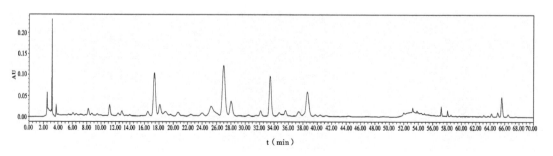

图 1-5-13　柱温 35 ℃色谱图

2.6　流速的考察

考察 0.8 ml/min、1.0 ml/min、1.2 ml/min 三种不同流速对色谱峰的影响。结果表明，流速为 1.0 ml/min 时，色谱峰分离效果较好，故选择流速为 1.0 ml/min。结果见图 1-5-14 至图 1-5-16。

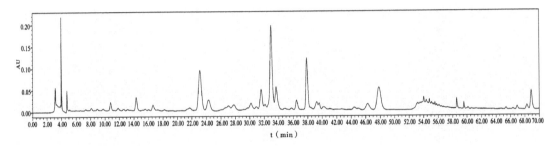

图 1 - 5 - 14　流速 0.8 ml/min 色谱图

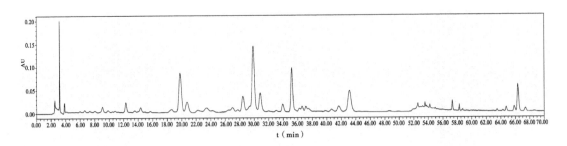

图 1 - 5 - 15　流速 1.0 ml/min 色谱图

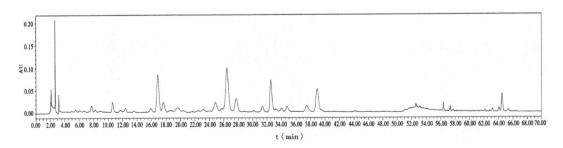

图 1 - 5 - 16　流速 1.2 ml/min 色谱图

2.7　色谱及检测条件的确定

色谱柱：ZORBAXSB - Aq 柱（4.6 mm×250 mm，5 μm，Agilent）；检测波长：330 nm；流动相：乙腈-0.1％甲酸水溶液，梯度洗脱程序见表 1 - 5 - 6；流速：1 ml/min；柱温：25℃；进样量：10μl。

表 1 - 5 - 6　指纹图谱梯度洗脱程序

时间（min）	乙腈（%）	0.1%甲酸水溶液（%）	流速（ml/min）
0	12	88	1.0
10	15	85	1.0
20	15	85	1.0
35	21	79	1.0
47	21	79	1.0

续表

时间（min）	乙腈（%）	0.1%甲酸水溶液（%）	流速（ml/min）
58	80	20	1.0
70	80	20	1.0

3　供试品溶液制备方法的考察

3.1　提取溶剂的考察

考察 30％甲醇、50％甲醇、70％甲醇、甲醇、30％乙醇、50％乙醇、70％乙醇、95％乙醇等不同提取溶剂。结果表明，70％乙醇提取得到的色谱图分离效果最好，色谱峰数量较多且响应值高，故选择 70％乙醇作为提取溶剂。结果见图 1-5-17 至图 1-5-24。

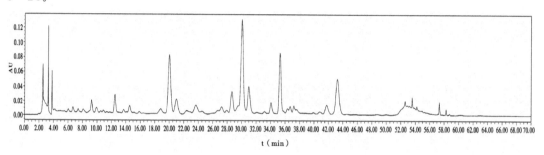

图 1-5-17　30％乙醇提取溶剂色谱图

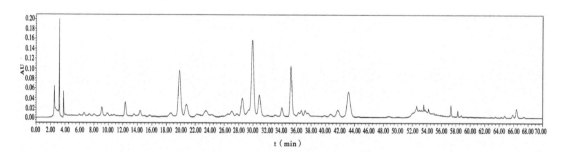

图 1-5-18　50％乙醇提取溶剂色谱图

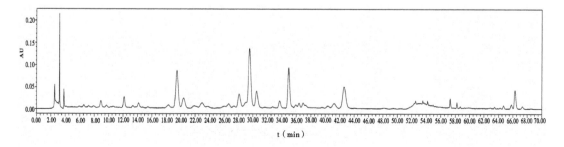

图 1-5-19　70％乙醇提取溶剂色谱图

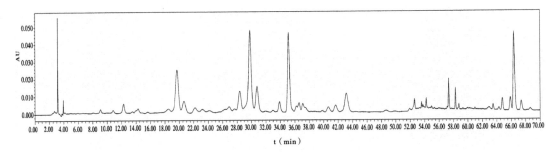

图 1-5-20　95％乙醇提取溶剂色谱图

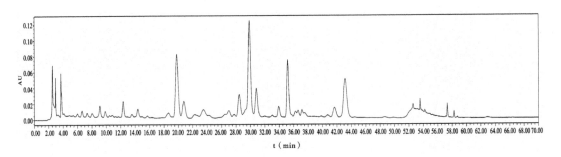

图 1-5-21　30％甲醇提取溶剂色谱图

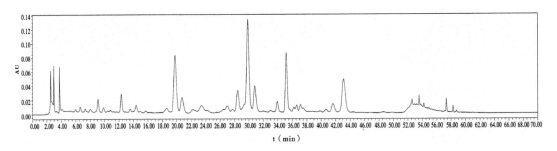

图 1-5-22　50％甲醇提取溶剂色谱图

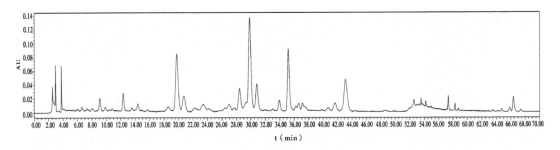

图 1-5-23　70％甲醇提取溶剂色谱图

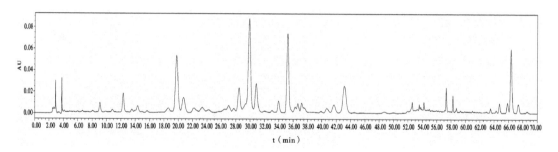

图 1 - 5 - 24　100％甲醇提取溶剂色谱图

3.2　提取方式的考察

考察超声 30 min、回流 1 h、冷浸 24 h 三种不同提取方式。结果表明，三种提取方式得到的色谱图分离效果均较好，其中超声提取操作简便且节省时间，故选择超声提取方式。结果见图 1 - 5 - 25 至图 1 - 5 - 27。

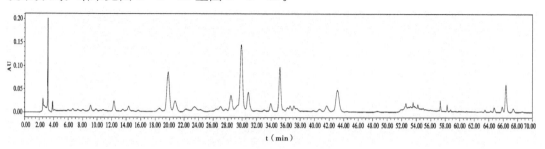

图 1 - 5 - 25　超声提取色谱图

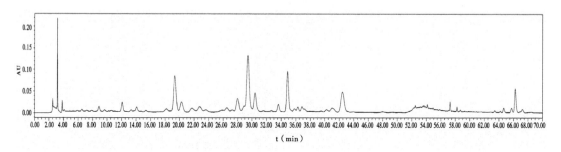

图 1 - 5 - 26　回流提取色谱图

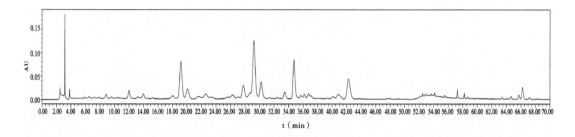

图 1 - 5 - 27　冷浸提取色谱图

3.3 提取时间的考察

考察超声提取 30 min、60 min、90 min 三个不同时长。结果表明，三个提取时间得到的色谱峰数量和面积较为相近，考虑到节能省时，选择超声提取时间为 30 min。结果见图 1-5-28 至图 1-5-30。

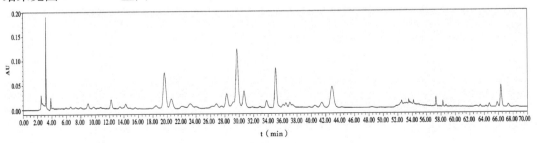

图 1-5-28　超声提取 30 min 色谱图

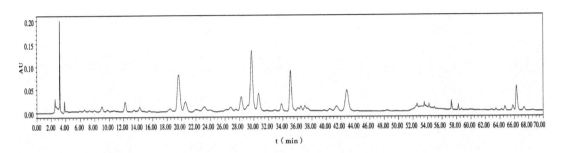

图 1-5-29　超声提取 60 min 色谱图

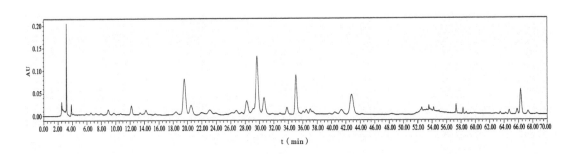

图 1-5-30　超声提取 90 min 色谱图

3.4 料液比的考察

考察 1∶10、1∶20、1∶30 三个不同料液比。结果表明，料液比为 1∶10 时色谱峰面积最大，故选择料液比为 1∶10。结果见图 1-5-31 至图 1-5-33。

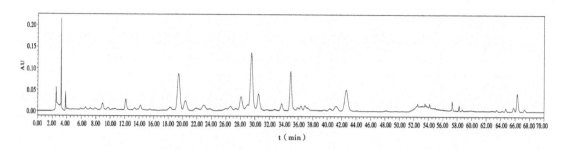

图 1-5-31 料液比 1：10 色谱图

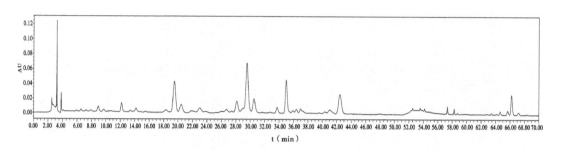

图 1-5-32 料液比 1：20 色谱图

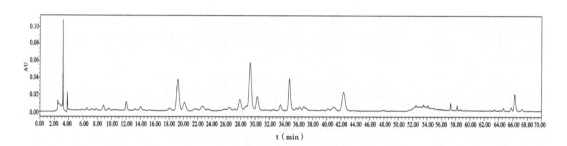

图 1-5-33 料液比 1：30 色谱图

3.5 供试品溶液制备方法的确定

通过考察提取溶剂、提取方式、提取时间、料液比，得到最佳犁头草指纹图谱供试品溶液的制备方法：以 70％乙醇为提取溶剂，料液比为 1：10，超声提取 30 min。

4 方法学考察

4.1 混合对照品溶液的制备

精密称取维采宁-2、夏佛塔苷、异荭草苷、异牡荆素对照品适量，置棕色容量瓶中，加甲醇溶解并定容至刻度线，摇匀，分别制成浓度为 0.0101 mg/ml、0.1220 mg/ml、0.0618 mg/ml、0.0408 mg/ml 的对照品溶液。取配制好的对照品溶液各 1 ml 置于 10 ml 的棕色容量瓶中，加甲醇定容至刻度线，摇匀，即得混合对照品溶液。

4.2 供试品溶液的制备

取犁头草粉末 1.0 g，精密称定，加入 70％乙醇 10 ml，超声提取 30 min，滤过，续滤液过 0.45 μm 微孔滤膜，即得供试品溶液，色谱图见图 1-5-34。

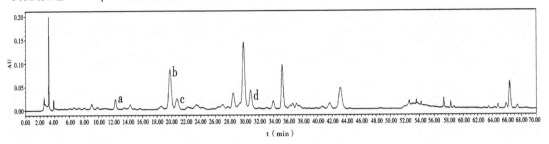

图 1-5-34　供试品溶液色谱图
a. 维采宁-2；b. 夏佛塔苷；c. 异荭草苷；d. 异牡荆素

4.3 精密度实验的考察

精密称取混合对照品溶液 10 μl，按上述色谱条件连续进样检测 6 次，记录图谱，以夏佛塔苷为参照峰，计算相对保留时间及相对峰面积的 RSD。结果表明，各色谱峰的相对保留时间 RSD 在 0.03％～0.16％之间，相对峰面积 RSD 在 0.32％～2.67％之间，仪器精密度好。结果见表 1-5-7、表 1-5-8。

表 1-5-7　精密度实验结果——相对保留时间（$n=6$）

对照品	第1次	第2次	第3次	第4次	第5次	第6次	RSD（%）
维采宁-2	0.7314	0.7292	0.7286	0.7288	0.7295	0.7296	0.14
夏佛塔苷	1.0000	1.0000	1.0000	1.0000	1.0000	1.0000	—
异荭草苷	1.0703	1.0706	1.0699	1.0698	1.0701	1.0701	0.03
异牡荆素	1.5792	1.5794	1.5775	1.5797	1.5776	1.5777	0.07

表 1-5-8　精密度实验结果——相对峰面积（$n=6$）

对照品	第1次	第2次	第3次	第4次	第5次	第6次	RSD（%）
维采宁-2	0.0362	0.0336	0.0347	0.0343	0.0339	0.0341	2.67
夏佛塔苷	1.0000	1.0000	1.0000	1.0000	1.0000	1.0000	—
异荭草苷	0.3564	0.3579	0.3588	0.3581	0.3581	0.3599	0.32
异牡荆素	0.2308	0.2294	0.2303	0.2301	0.2324	0.2314	0.46

4.4 稳定性实验的考察

精密称取 LTC-10 粉末 1.0 g，按"供试品溶液的制备"项下依法配制，按上述色谱条件，分别在 0 h、2 h、6 h、12 h、16 h、24 h 时进样检测，记录图谱，以 4 号峰（夏佛塔苷）为参照峰，计算相对保留时间及相对峰面积的 RSD。结果表明，各色谱峰的相对保留时间 RSD 在 0.03％～0.39％之间，相对峰面积 RSD 在 0.23％～1.39％之间，供试品溶液在 24h 内稳定性好。结果见表 1-5-9、表 1-5-10。

表 1-5-9　稳定性实验结果——相对保留时间（$n=6$）

峰编号	0 h	2 h	6 h	12 h	16 h	24 h	RSD（%）
1	0.3014	0.3016	0.3012	0.3023	0.3010	0.3010	0.17
2	0.4110	0.4107	0.4108	0.4118	0.4106	0.4104	0.12
3	0.4788	0.4787	0.4783	0.4787	0.4778	0.4782	0.08
4	0.6563	0.6554	0.6547	0.6530	0.6534	0.6546	0.19
5	0.6879	0.6872	0.6861	0.6841	0.6849	0.6859	0.20
6	0.9504	0.9501	0.9497	0.9486	0.9492	0.9496	0.07
7	1.0000	1.0000	1.0000	1.0000	1.0000	1.0000	—
8	1.0341	1.0342	1.0346	1.0349	1.0349	1.0348	0.03
9	1.1874	1.1893	1.1908	1.1938	1.1924	1.1920	0.19
10	1.4423	1.4436	1.4396	1.4442	1.4436	1.4421	0.11
11	2.2434	2.2498	2.2519	2.2684	2.2597	2.2590	0.39
12	2.2605	2.2669	2.2692	2.2858	2.2770	2.2763	0.39

表 1-5-10　稳定性实验结果——相对峰面积（$n=6$）

峰编号	0 h	2 h	6 h	12 h	16 h	24 h	RSD（%）
1	0.0760	0.0761	0.0756	0.0754	0.0755	0.0753	0.43
2	0.1122	0.1134	0.1138	0.1129	0.1134	0.1124	0.55
3	0.0647	0.0663	0.0658	0.0658	0.0666	0.0663	1.00
4	0.6480	0.6499	0.6471	0.6468	0.6492	0.6461	0.23
5	0.1907	0.1916	0.1906	0.1910	0.1921	0.1914	0.30
6	0.2460	0.2449	0.2425	0.2457	0.2456	0.2451	0.52
7	1.0000	1.0000	1.0000	1.0000	1.0000	1.0000	—
8	0.2842	0.2836	0.2815	0.2816	0.2829	0.2816	0.42
9	0.5250	0.5259	0.5240	0.5237	0.5243	0.5234	0.17
10	0.4800	0.4646	0.4642	0.4631	0.4650	0.4638	1.39
11	0.0376	0.0377	0.0374	0.0373	0.0372	0.0371	0.62
12	0.1795	0.1795	0.1788	0.1787	0.1785	0.1776	0.39

4.5　重复性实验的考察

精密称取 LTC-10 粉末 6 份，每份 1.0 g，按"供试品溶液的制备"项下依法配制，按上述色谱条件进样检测，记录图谱，以 4 号峰（夏佛塔苷）为参照峰，计算相对保留时间及相对峰面积的 RSD。结果表明，各色谱峰的相对保留时间 RSD 在 0.01%～

0.18％之间，相对峰面积 RSD 在 0.30％～2.20％之间，方法重复性好。结果见表 1-5-11、表 1-5-12。

表 1-5-11　重复性实验结果——相对保留时间（$n=6$）

峰编号	第1份	第2份	第3份	第4份	第5份	第6份	RSD（％）
1	0.3012	0.3006	0.3014	0.3012	0.3012	0.3011	0.09
2	0.4108	0.4097	0.4103	0.4103	0.4103	0.4100	0.09
3	0.4784	0.4774	0.4781	0.4780	0.4780	0.4781	0.07
4	0.6548	0.6530	0.6546	0.6549	0.6549	0.6552	0.12
5	0.6865	0.6841	0.6863	0.6866	0.6866	0.6871	0.15
6	0.9496	0.9487	0.9494	0.9497	0.9497	0.9498	0.04
7	1.0000	1.0000	1.0000	1.0000	1.0000	1.0000	—
8	1.0344	1.0347	1.0344	1.0343	1.0343	1.0343	0.01
9	1.1904	1.1915	1.1895	1.1884	1.1884	1.1878	0.12
10	1.4412	1.4463	1.4462	1.4471	1.4471	1.4482	0.17
11	2.2541	2.2599	2.2548	2.2501	2.2501	2.2502	0.17
12	2.2714	2.2769	2.2719	2.2669	2.2669	2.2671	0.18

表 1-5-12　重复性实验结果——相对峰面积（$n=6$）

峰编号	第1份	第2份	第3份	第4份	第5份	第6份	RSD（％）
1	0.0597	0.0580	0.0596	0.0596	0.0593	0.0574	1.71
2	0.0990	0.0972	0.0965	0.0979	0.0985	0.0955	1.31
3	0.0602	0.0598	0.0614	0.0587	0.0591	0.0618	2.05
4	0.6480	0.6506	0.6433	0.6441	0.6526	0.6592	0.91
5	0.1912	0.1921	0.1900	0.1900	0.1927	0.1949	0.96
6	0.2454	0.2459	0.2465	0.2425	0.2432	0.2477	0.80
7	1.0000	1.0000	1.0000	1.0000	1.0000	1.0000	—
8	0.2836	0.2857	0.2838	0.2836	0.2796	0.2788	0.96
9	0.5249	0.5274	0.5252	0.5257	0.5277	0.5235	0.30
10	0.4650	0.4631	0.4751	0.4653	0.4519	0.4471	2.19
11	0.0459	0.0446	0.0442	0.0444	0.0441	0.0438	1.63
12	0.2141	0.2167	0.2190	0.2234	0.2247	0.2130	2.20

5　指纹图谱的建立与技术参数

5.1　空白实验

为考察流动相对样品分析的干扰，精密吸取 70％乙醇 10 μl，按上述色谱条件进样检测，记录色谱图。结果表明，流动相不干扰样品的分析测定。结果见图1-5-35。

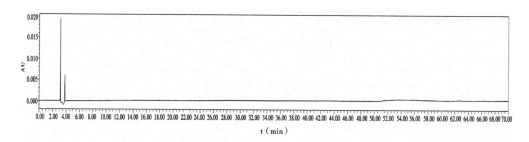

图1-5-35　空白溶液色谱图

5.2　延长冲洗实验

精密吸取LTC-10供试品溶液10 μl，按上述色谱条件进样检测，将洗脱时间延长至130 min，记录色谱图，结果见图1-5-36。结果可知，在保留时间70 min后无明显色谱峰出现。

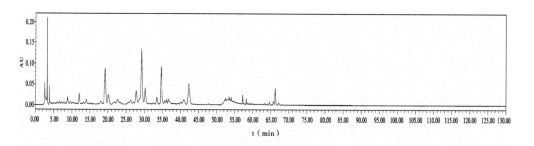

图1-5-36　延长冲洗色谱图

5.3　参照色谱峰的建立

选用夏佛塔苷（4号峰）作为参照峰，进行相对保留时间和相对峰面积RSD值的计算。在上述色谱条件下，混合对照品溶液的色谱图见图1-5-37。

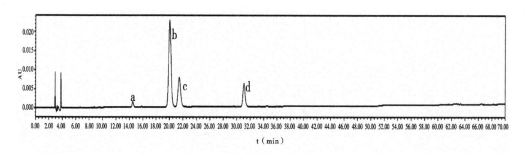

图1-5-37　混合对照品色谱图
a. 维采宁-2；b. 夏佛塔苷；c. 异荭草苷；d. 异牡荆素

71

5.4 10 批样品指纹图谱的建立

精密称取 10 批（LTC-4、LTC-8 除外）犁头草药材粉末各 1.0 g，照"供试品溶液的制备"项下方法制备，按上述色谱条件进样检测，记录指纹图谱，转换成 AIA 格式，导入"中药色谱指纹图谱相似度评价系统 2012 版"。对 10 批药材的色谱峰进行处理，设定对照药材 S8 的图谱为参照图谱，以中位数法、时间窗口宽度 0.2 生成对照指纹图谱 R，并建立 10 批犁头草药材的指纹图谱。详见图 1-5-38。

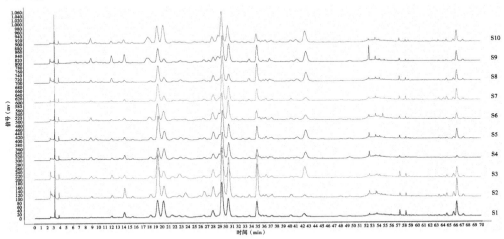

图 1-5-38　10 批犁头草药材指纹图谱叠加图

5.5 指纹图谱与共有峰的标定

对 10 批犁头草药材指纹图谱进行数据匹配，生成对照图谱 R，共获得 12 个共有峰。通过与混合对照品比对，指认 3 号峰为维采宁-2、4 号峰为夏佛塔苷、5 号峰为异荭草苷、8 号峰为异牡荆素。犁头草对照指纹图谱见图 1-5-39。

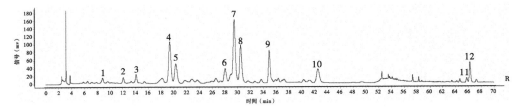

图 1-5-39　犁头草对照指纹图谱

5.6 犁头草药材指纹图谱相似度评价

利用"中药色谱指纹图谱相似度评价系统 2012 版"软件，对 10 批药材的指纹图谱进行相似度评价。以 4 号峰（夏佛塔苷）为参照峰，计算共有峰的相对保留时间 RSD 值。结果表明，10 批药材与对照指纹图谱相似度均大于 0.94，相对保留时间 RSD 在 0.02%～0.32% 之间，相对峰面积 RSD 在 17.19%～78.54% 之间。结果见表 1-5-13 至表 1-5-15。

表 1-5-13 10 批犁头草药材指纹图谱相似度评价结果

药材批次	S1	S2	S3	S4	S5	S6	S7	S8	S9	S10	对照指纹图谱
S1	1	0.948	0.931	0.957	0.942	0.947	0.970	0.918	0.873	0.925	0.972
S2	0.948	1	0.943	0.919	0.950	0.945	0.978	0.911	0.890	0.863	0.970
S3	0.931	0.943	1	0.930	0.983	0.930	0.959	0.982	0.928	0.900	0.978
S4	0.957	0.919	0.930	1	0.954	0.972	0.944	0.908	0.919	0.950	0.972
S5	0.942	0.950	0.983	0.954	1	0.959	0.969	0.963	0.924	0.932	0.987
S6	0.947	0.945	0.930	0.972	0.959	1	0.959	0.899	0.937	0.959	0.980
S7	0.970	0.978	0.959	0.944	0.969	0.959	1	0.952	0.902	0.901	0.985
S8	0.918	0.911	0.982	0.908	0.963	0.899	0.952	1	0.915	0.881	0.960
S9	0.873	0.890	0.928	0.919	0.924	0.937	0.902	0.915	1	0.919	0.946
S10	0.925	0.863	0.900	0.950	0.932	0.959	0.901	0.881	0.919	1	0.948
对照指纹图谱	0.972	0.970	0.978	0.972	0.987	0.980	0.985	0.960	0.946	0.948	1

表 1-5-14 10 批犁头草药材相对保留时间 RSD 值

峰编号	S1	S2	S3	S4	S5	S6	S7	S8	S9	S10	RSD (%)
1	0.3018	0.3039	0.3032	0.3018	0.3004	0.3015	0.3022	0.3022	0.3019	0.3024	0.32
2	0.4113	0.4127	0.4121	0.4113	0.4103	0.4107	0.4106	0.4114	0.4111	0.4116	0.17
3	0.4788	0.4794	0.4786	0.4792	0.4786	0.4790	0.4790	0.4792	0.4788	0.4786	0.06
4	0.6569	0.6576	0.6567	0.6580	0.6589	0.6569	0.6582	0.6585	0.6580	0.6569	0.12
5	0.6884	0.6896	0.6885	0.6902	0.6913	0.6890	0.6904	0.6906	0.6898	0.6889	0.14
6	0.9509	0.9509	0.9510	0.9510	0.9513	0.9506	0.9512	0.9509	0.9511	0.9502	0.03
7	1.0000	1.0000	1.0000	1.0000	1.0000	1.0000	1.0000	1.0000	1.0000	1.0000	—
8	1.0341	1.0336	1.0340	1.0338	1.0335	1.0337	1.0335	1.0337	1.0338	1.0337	0.02
9	1.1870	1.1862	1.1865	1.1851	1.1841	1.1847	1.1841	1.1836	1.1837	1.1859	0.10
10	1.4382	1.4381	1.4409	1.4430	1.4429	1.4461	1.4447	1.4447	1.4433	1.4455	0.20
11	2.2371	2.2334	2.2345	2.2322	2.2297	2.2348	2.2300	2.2279	2.2268	2.2373	0.16
12	2.2541	2.2502	2.2515	2.2489	2.2464	2.2516	2.2466	2.2446	2.2432	2.2538	0.17

表 1-5-15　10 批犁头草药材相对峰面积 RSD 值

峰编号	S1	S2	S3	S4	S5	S6	S7	S8	S9	S10	RSD（%）
1	0.0134	0.0229	0.0647	0.0785	0.0732	0.0809	0.0241	0.0583	0.0583	0.1083	27.73
2	0.0273	0.0370	0.0793	0.0296	0.0350	0.0250	0.0217	0.0930	0.0930	0.0495	57.55
3	0.0919	0.1226	0.0947	0.1106	0.0733	0.0728	0.0512	0.0529	0.0529	0.0931	26.91
4	0.4792	0.8425	0.7469	0.4312	0.8213	0.6120	0.6161	0.6028	0.6028	0.5445	25.02
5	0.4997	0.2441	0.2654	0.4457	0.3428	0.3719	0.2092	0.1788	0.1788	0.6362	23.96
6	0.1893	0.2157	0.2845	0.1972	0.2597	0.2840	0.2347	0.2216	0.2216	0.2007	17.19
7	1.0000	1.0000	1.0000	1.0000	1.0000	1.0000	1.0000	1.0000	1.0000	1.0000	—
8	0.5065	0.7335	0.4566	0.6134	0.5081	0.7002	0.4990	0.2580	0.2580	0.5391	29.50
9	0.0968	0.4751	0.5690	0.2503	0.3544	0.2338	0.3101	0.4794	0.4794	0.1946	78.54
10	0.3552	0.0471	0.4278	0.3014	0.4009	0.2308	0.1384	0.4088	0.4088	0.4351	31.02
11	0.0616	0.0460	0.0571	0.0061	0.0343	0.0266	0.0394	0.0421	0.0421	0.0321	48.90
12	0.2397	0.1975	0.1930	0.0361	0.1918	0.1244	0.2191	0.2158	0.2158	0.2053	29.30

6　小结与讨论

本实验考察了色谱检测条件，确定检测波长为 330 nm，以乙腈-0.1％甲酸水溶液为流动相系统，流速 1 ml/min，柱温 25℃，进样量 10 μl；考察了供试品溶液的制备方法，最佳提取工艺为：以 70％乙醇为提取溶剂，料液比为 1∶10，超声提取 30 min；建立了犁头草药材的 HPLC 指纹图谱，共标定 12 个共有峰，并指认 3 号峰为维采宁-2、4 号峰为夏佛塔苷、5 号峰为异荭草苷、8 号峰为异牡荆素；10 批药材与对照指纹图谱的相似度在 0.946～0.985 之间（均大于 0.940），测定方法专属性好。

第六节　犁头草镇痛抗炎作用及安全性初探

近年来，学术界对犁头草药理作用、临床应用的研究更多地集中在体外抑菌、抗氧化活性、抗急性肝损伤、化脓性关节炎等方面。本实验首次以热板实验、冰醋酸扭体实验和二甲苯耳郭肿胀小鼠模型对犁头草的镇痛抗炎活性部位进行筛选，以急性毒性实验、小鼠骨髓微核实验对犁头草安全性评价进行初步研究，为犁头草的进一步开发、应用提供实验依据。

1　实验材料

1.1　供试品信息

犁头草，2019 年 3 月 6 日采自广西壮族自治区贵港市平南县马练瑶族自治乡，置于烘箱 45℃烘干，经广西中医药大学韦松基教授鉴定为堇菜科堇菜属植物长萼堇菜 *Viola inconspicua* Blume 的全草。

参照覃迅云等编著的《中国瑶药学》，犁头草常用量为 10～15 g，则人临床用最大用量为 15 g/（人·天），按成人体重 60 kg 计算，则犁头草的临床剂量为 0.25 g 生药/（kg·d）。

犁头草 5 个不同提取部位的制备：取犁头草药材，打粉，加入 10 倍量 70％乙醇回流提取 2 次，各 1 h，合并滤液，浓缩并挥干，即得乙醇部位（得膏率为 32.32％，1 g 浸膏相当于原药材 3.1 g）；保留部分乙醇部位，其余称重后加入纯净水，充分搅拌，依次用石油醚、乙酸乙酯、正丁醇萃取，余下部分为水部位，每次萃取完成后浓缩并挥干，得石油醚部位、乙酸乙酯部位、正丁醇部位和水部位，得膏率分别为 0.87％、1.92％、1.24％、21.12％，折算生药量 1 g 浸膏相当于原药材分别为 114.7 g、52.0 g、80.6 g 和 4.73 g。所有浸膏保存于干燥器内保存，置于密封阴凉处备用。

1.2　溶媒信息

犁头草不同提取部位的水溶性较差，需要助悬剂助悬并在给药前充分混匀，以满足药液给药时的均一性和浓度一致性，故选用 0.5％羧甲基纤维素钠（0.5％ CMC-Na）作为助悬剂。羧甲基纤维素钠，由国药集团化学试剂有限公司生产，批号：20151215。

以配制 500 ml 为例，称取适量 CMC-Na 置于 500 ml 烧杯，加纯净水至 400 ml，充分搅拌，直至完全溶解，用保鲜膜封口，置于冰箱冷藏备用。

1.3　阳性药信息

参照张启浩等的抗炎镇痛研究，镇痛实验阳性药选择阿司匹林，本实验所用阿司匹林肠溶片，由拜耳医药保健有限公司生产，批号：BJ47810；抗炎实验阳性药选择为地塞米松，本实验所用地塞米松磷酸钠注射液，由天津金耀药业有限公司生产，批号：1904171。

1.4　主要实验试剂

生理盐水，江西东亚制药有限公司，批号：2019092623；二甲苯，天津市大茂化学试剂厂，批号：20170401；95％乙醇、石油醚、乙酸乙酯、正丁醇和冰乙酸，成都市科隆化学品有限公司，批号分别为 2018101801、2019112901、2019111301、2017072601 和 2018101901；纯净水由广西壮瑶药重点实验室提供，为纯水仪制备的二级水；环磷酰胺，山西普德药业，批号：04150604；胎牛血清，浙江天杭生物，批号：18070503；瑞氏-吉姆萨染液，珠海贝索生物，批号：417072；甲醇，国药集团化学试剂有限公司，批号：20190807。

1.5 主要实验仪器

BSA224S 型万分之一电子天平，德国 Sartorius；JJ200 型百分之一电子天平，常熟双杰；RB-200 型智能热板仪，成都泰盟；KQ5200B 型超声波清洗器，昆山超声；HH-6 型数显恒温水浴锅，常州国华；Direct-Q5UV 型超纯水机，默克密理博；RE-5205 型旋转蒸发器，上海亚荣；DZF6050 型真空干燥箱、DHG-9240A 型电热鼓风干燥箱，上海一恒。

1.6 实验系统

昆明种（KM）小鼠，SPF 级，由湖南斯莱克景达实验动物有限公司提供，实验动物生产许可证号：SCXK（湘）2019-0004；饲养于广西中医药大学实验动物中心，饲料为小鼠维持饲料，自由饮水摄食。

2 实验方法

2.1 热板实验

小鼠的筛选：使用智能热板仪，温度设定为（55±0.1）℃，记录雌性小鼠放到热板平面上到舔后足的时间，即为该小鼠痛阈值。前后测定 2 次，间隔为 10 min，取痛阈值平均值在 5～30 s 范围内的小鼠，被认为是筛选合格小鼠；痛阈值平均值小于 5 s 或大于 30 s 及过程中出现跳跃的小鼠，被认为是不合格小鼠，剔除。

取合格雌性小鼠 56 只，体重 18～22 g，随机分为 7 组，每组 8 只，即犁头草 5 个不同提取部位组（根据预实验，5 个不同提取部位剂量均设定为 14 g 生药/kg，相当于临床用量等效剂量的 6.1 倍，剂量按生药量计），另设模型组（0.5％CMC-Na）和阳性药组（阿司匹林，250 mg/kg）。各组小鼠按 20 ml/kg 分别灌胃给予相应的 0.5％CMC-Na 或犁头草不同提取部位药液或阿司匹林药液，每天 1 次，连续预防性给药 6 d。禁食不禁水 14～16 h 后，分别于末次给药前、给药后 60 min、给药后 120 min 测定各组小鼠痛阈值。在热板上 60 s 无舔后足反应的小鼠，应立即取出，痛阈值记为 60 s。

2.2 冰醋酸扭体实验

取健康小鼠 70 只，体重 18～22 g，随机分为 7 组，每组 10 只，即犁头草 5 个不同提取部位组（14 g 生药/kg，剂量按生药量计），另设模型组（0.5％CMC-Na）和阳性药组（阿司匹林，250 mg/kg）。各组小鼠按 20 ml/kg 分别灌胃给予相应的 0.5％CMC-Na 或犁头草不同提取部位药液或阿司匹林药液，每天 1 次，连续预防性给药 6 d。禁食不禁水 14～16 h 后，末次给药 60 min 后，按 10 ml/kg 腹腔注射 0.6％冰醋酸溶液，立即计时，记录 15 min 内小鼠的扭体次数，并计算抑制率。小鼠扭体动作判断标准：小鼠完成 1 次腹部内凹、伸张躯干和后肢、臀部翘高等动作，记为扭体 1 次。疼痛抑制率（％）＝100％×（模型组平均扭体次数－给药组平均扭体次数）/模型组平均扭体次数。

2.3 二甲苯耳郭肿胀实验

取健康雄性小鼠 70 只，体重 18～22 g，随机分为 7 组，每组 10 只，即犁头草 5 个不同提取部位组（14 g 生药/kg，剂量按生药量计），另设模型组（0.5%CMC-Na）和阳性药组（地塞米松，5 mg/kg）。除阳性药组小鼠按 10 ml/kg 腹腔注射地塞米松生理盐水溶液外，其余各组小鼠按 20 ml/kg 灌胃给予相应的 0.5%CMC-Na 或犁头草不同提取部位药液，每天 1 次，连续预防性给药 6 d。禁食不禁水 14～16 h 后，末次给药 30 min 后，按 40 ul/只于小鼠左耳两面均匀涂抹二甲苯，以右耳为对照，涂抹后 30 min，处死小鼠，沿耳郭根部剪下两耳，用直径 8 mm 打孔器在同部位打下两耳片，立即称重，并计算肿胀度及肿胀抑制率。肿胀度（mg）＝左耳片重－右耳片重；肿胀抑制率（%）＝100%×（模型组平均肿胀度－给药组平均肿胀度）/模型组平均肿胀度。

2.4 急性毒性实验

2.4.1 不同提取部位溶解度考察及急毒预实验

分别取犁头草 5 个部位提取物适量于不同研钵中，不断加入少量 0.5%CMC-Na 研磨，直至形成混悬液，颗粒粗细度应满足小鼠灌胃器自由抽动，转移至量筒，记录最终体积，即得各不同提取部位最大可配制浓度。犁头草乙醇部位、石油醚部位、乙酸乙酯部位、正丁醇部位和水部位最大可配制浓度分别为 667 mg/ml、72 mg/ml、128 mg/ml、92 mg/ml 和 625 mg/ml。

考虑药液配制的可操作性，急毒预实验采用的药液浓度适当小于最大可配制浓度，犁头草乙醇部位、石油醚部位、乙酸乙酯部位、正丁醇部位和水部位配制的浓度分别为 500 mg/ml、50 mg/ml、100 mg/ml、80 mg/ml 和 500 mg/ml，每部位取 KM 小鼠 8 只，体重 18～22 g，雌雄各半，按 40 ml/kg 灌胃给药 2 次，2 次间隔 4～5 h，药后 6 h 内及之后 7 d，观察并记录每只小鼠的一般临床症状。结果未发现与药物有关的毒副作用，无死亡。犁头草乙醇部位、石油醚部位、乙酸乙酯部位、正丁醇部位和水部位对小鼠最大耐受量（MTD）分别大于 40 g/kg、4 g/kg、8 g/kg、6.4 g/kg 和 40 g/kg，折算为犁头草原药材量为 124.0 g/kg、458.8 g/kg、416.0 g/kg、515.8 g/kg 和 189.2 g/kg。

2.4.2 犁头草不同提取部位对急性毒性实验

采用最大给药量实验，适应性喂养 3 d 后，取健康 KM 小鼠 120 只，SPF 级，雌雄各半，体重 18～22 g，随机分为 6 组，即空白组和犁头草 5 个部位组（乙醇部位、石油醚部位、乙酸乙酯部位、正丁醇部位和水部位剂量分别为 124.0 g/kg、458.8 g/kg、416.0 g/kg、515.8 g/kg 和 189.2 g/kg，剂量按生药量计），每组 20 只，雌雄各半，按小鼠最大给药体积 40 ml/kg 灌胃给药（空白组给予 0.5%CMC-Na），24 h 内给药 2 次，间隔 4～5 h。参照原国家食品药品监督管理总局 2014 年颁布的《药物单次给药毒性研究技术指导原则》"附录（一）一般观察与指征"，药后 6 h 内及药后 7 d 对小鼠一般临床症状进行观察。死亡及濒死动物应立即剖检，观察期结束后，所有存活小鼠应进行剖检，发现组织器官出现颜色、质地、大小等改变，应根据研究需要，进行组织病理学检查。

2.5 小鼠骨髓微核实验

取 SPF 级 KM 小鼠 42 只，雄性，体重 30～35 g，随机分成 7 组，每组 6 只。犁头草 5 个不同部位组（乙醇部位、石油醚部位、乙酸乙酯部位、正丁醇部位和水部位剂量分别为 124.0 g/kg、458.8 g/kg、416.0 g/kg、515.8 g/kg 和 189.2 g/kg，剂量按生药量计），按 40 ml/kg 灌胃给药 2 次，间隔 4～5 h；另设空白组（0.5%CMC-Na）和阳性药组（参照刘志永等的微核实验，阳性药选择为环磷酰胺，小鼠剂量设定为 30 mg/kg，按给药体积 10 ml/kg 腹腔注射给药）。末次药后 24 h 和 48 h，各组取一半小鼠骨髓涂片，进行瑞氏-吉姆萨染色，600 倍拍照观察，并每只小鼠骨髓涂片，于 1000 倍油镜下计数，即 200 个嗜多染红细胞（PCE）同时出现的正染红细胞（NCE）数，计算 PCE/NCE 比例；计数 2000 个 PCE 及含有微核 PCE 细胞（MNPCE）数。MNPCE 比率＝1000‰×MNPCE/（2000×动物数）。

2.6 数据统计

采用 SPSS 17.0 统计分析，以（$\bar{x}\pm s$）形式表示。多组间比较采用 One-Way-ANOVA 分析，两组间比较，方差齐；采用 LSD 法分析，若方差不齐，采用 Dunnett's T3 法分析，以 $P<0.05$ 被认为差异具有统计学意义。

3 实验结果

3.1 热板实验

给药 6 d 后，与模型组比较，末次给药前、给药后 60 min、给药后 120 min，阿司匹林组小鼠痛阈值均显著升高（$P<0.05$ 或 $P<0.01$）；给药前、给药后 60 min、给药后 120 min，犁头草乙醇部位组小鼠痛阈值明显升高，其中给药后 60 min 和给药后 120 min 差异具有显著性（$P<0.05$ 或 $P<0.01$）；石油醚部位组小鼠 3 个时间点痛阈值差距均不具显著性（$P>0.05$）；乙酸乙酯部位组和正丁醇部位组小鼠 3 个时间点痛阈值均显著升高（$P<0.05$ 或 $P<0.01$）；水部位组小鼠痛阈值明显升高，其中给药后 60 min 差异具有显著性（$P<0.05$）。故认为犁头草不同提取部位能提高小鼠热板所致的小鼠疼痛痛阈值，有明显的镇痛作用，其中以乙酸乙酯部位和正丁醇部位作用最佳，结果见表 1-6-1。

表 1-6-1　犁头草不同提取部位对热板所致小鼠疼痛痛阈值的影响（s，$\bar{x}\pm s$）

组别	剂量（g/kg）	n	痛阈值（s）		
			给药前	给药 60min 后	给药 120min 后
模型组	—	8	14±2	14±3	14±4
阿司匹林组	0.25	7	20±4**	19±5*	20±5*
乙醇部位组	14.0	7	19±5	21±4**	22±7*
石油醚部位组	14.0	8	24±17	17±3	17±6
乙酸乙酯部位组	14.0	8	20±6*	20±6*	22±7*
正丁醇部位组	14.0	7	23±7**	22±7*	20±6*
水部位组	14.0	7	18±5	19±4*	19±5

注：与模型组比较，* $P<0.05$，** $P<0.01$

3.2 冰醋酸扭体实验

给药 6 d 后，与模型组比较，阿司匹林组小鼠扭体次数显著减少（$P<0.01$），疼

痛抑制率为88.46%；犁头草乙醇部位组、石油醚部位组、乙酸乙酯部位组和水部位组小鼠扭体次数显著减少（$P<0.05$ 或 $P<0.01$），疼痛抑制率分别为26.92%、30.77%、53.85%和69.23%；但正丁醇部位组小鼠扭体次数差距不具显著性（$P>0.05$），疼痛抑制率为7.69%。故认为犁头草不同提取部位能减少醋酸致小鼠扭体次数，有明显的镇痛作用，其中以乙酸乙酯部位和水部位作用最佳，结果见表1-6-2。

表1-6-2　犁头草不同提取部位对醋酸致小鼠扭体次数的影响（次，$\bar{x}\pm s$）

组别	剂量（g/kg）	n	扭体次数（次）	疼痛抑制率（%）
模型组	—	9	26±5	—
阿司匹林组	0.25	10	3±5**	88.46
乙醇部位组	14.0	10	19±8*	26.92
石油醚部位组	14.0	9	18±7*	30.77
乙酸乙酯部位组	14.0	9	12±6**	53.85
正丁醇部位组	14.0	9	24±11	7.69
水部位组	14.0	9	8±10**	69.23

注：与模型组比较，* $P<0.05$，** $P<0.01$

3.3　二甲苯所致小鼠耳郭肿胀的影响

给药6 d后，与模型组比较，地塞米松组小鼠耳郭肿胀度显著降低（$P<0.05$），肿胀抑制率为32.96%；犁头草乙醇部位组、石油醚部位组、乙酸乙酯部位组小鼠耳郭肿胀度显著降低（$P<0.05$ 或 $P<0.01$），肿胀抑制率分别为39.11%、22.91%、42.56%；但正丁醇部位组和水部位组小鼠耳郭肿胀度差距均不具显著性（$P>0.05$），疼痛抑制率分别为13.97%、−1.68%。故认为犁头草不同提取部位能降低二甲苯所致小鼠耳郭肿胀度，有明显的抗炎作用，其中以乙酸乙酯部位作用最佳，结果见表1-6-3。

表1-6-3　犁头草不同提取部位对二甲苯所致小鼠耳郭肿胀度的影响（mg，$\bar{x}\pm s$）

组别	剂量（g/kg）	n	肿胀度（mg）	肿胀抑制率（%）
模型组	—	10	17.9±4.9	—
地塞米松组	0.005	10	12.0±6.0*	32.96
乙醇部位组	14.0	9	10.9±5.5*	39.11
石油醚部位组	14.0	10	13.8±3.3*	22.91
乙酸乙酯部位组	14.0	10	10.3±6.1**	42.56
正丁醇部位组	14.0	10	15.4±5.0	13.97
水部位组	14.0	10	18.2±7.9	−1.68

注：与模型组比较，* $P<0.05$，** $P<0.01$

3.4　急性毒性实验

犁头草乙醇部位、石油醚部位、乙酸乙酯部位、正丁醇部位和水部位对小鼠给药后，未发现与药物有关的毒副作用，无死亡。与空白组比较，各组给药后7 d体重及体重增长无明显差异（$P>0.05$）；观察期结束，对所有小鼠进行剖检，各组小鼠外观未见异常，皮毛光滑，无色斑或色素沉着，各组织脏器肉眼观察，位置、颜色、质地、大小等未见异常，主要器官肝、心、脾、肺、肾、脑、大小肠、生殖器官等未见异常。犁头草乙醇部位、石油醚部位、乙酸乙酯部位、正丁醇部位和水部位对小鼠最大耐受量分别大于 124.0 g/kg、458.8 g/kg、416.0 g/kg、515.8 g/kg 和 189.2 g/kg，分别相当于人临床剂量的 496 倍、1835 倍、1664 倍、2063 倍和 757 倍，结果见表 1-6-4。

表 1-6-4　犁头草不同提取部位对小鼠急性毒性作用（$\bar{x}\pm s$）

组别	剂量（g/kg）	n	体重（g）			MTD（g/kg）
			给药前	7 d	增长值	
空白组	—	20	20.05±1.24	22.69±2.32	2.64±2.08	—
乙醇部位	124.0	20	20.09±1.21	23.01±1.16	2.93±1.84	>124.0
石油醚部位	458.8	20	20.07±1.30	22.49±1.70	2.42±1.76	>458.8
乙酸乙酯部位	416.0	20	20.02±1.30	22.99±1.47	2.97±1.53	>416.0
正丁醇部位	515.8	20	20.02±1.27	22.54±1.76	2.52±1.90	>515.8
水部位	189.2	20	20.04±1.33	22.32±1.74	2.28±1.76	>189.2

注：与空白组比较，* $P<0.05$，** $P<0.01$

3.5　小鼠骨髓微核实验

空白组 MNPCE 比率低于 5‰，实际为 0.33‰；各组 PCE/NCE 均不低于空白组的 20%；环磷酰胺组 MNPCE 比率比空白组显著升高（$P<0.01$），阴性对照和阳性对照均达到微核实验要求，故本实验结果有效。

给药后 24 h 及 48 h 采样观察，犁头草不同提取部位组 PCE/NCE、MNPCE 比率和空白组比较无明显差异（$P>0.05$），采用 600 倍拍照，1000 倍油镜观察，各组 PCE 和 NCE 细胞形态清晰可辨，未观察到比例异常，犁头草各部位组 MNPCE 比率均不超 5‰，而环磷酰胺组微核数和 MNPCE 比率明显增加，故认为犁头草 5 种不同提取部位没有诱发小鼠骨髓细胞产生微核的作用。结果见表 1-6-5、表 1-6-6，图 1-6-1 至图 1-6-3。

表 1-6-5　犁头草不同提取部位对小鼠骨髓嗜多染红细胞微核率的影响（24 h，$\bar{x}\pm sd$）

组别	剂量（g/kg）	n	微核数/PCE 数	微核率（‰）	PCE/NCE 比例
空白组	—	3	2/6000	0.33	1.71±0.94
乙醇部位	124.0	3	5/6000	0.83	1.76±0.83
石油醚部位	458.8	3	4/6000	0.67	1.64±0.16
乙酸乙酯部位	416.0	3	5/6000	0.83	2.40±0.88
正丁醇部位	515.8	3	4/6000	0.67	1.94±0.38
水部位	189.2	3	7/6000	1.17	0.92±0.27
环磷酰胺	0.03	3	217/6000	36.17**	1.57±0.54

注：与空白组比较，* $P<0.05$，** $P<0.01$

表 1-6-6 犁头草不同提取部位对小鼠骨髓嗜多染红细胞微核率的影响（48 h, $\bar{x} \pm sd$）

组别	剂量（g/kg）	n	微核数/PCE 数	微核率（‰）	PCE/NCE 比例
空白组	—	3	4/6000	0.67	2.19±0.78
乙醇部位	124.0	3	2/6000	0.33	1.83±0.17
石油醚部位	458.8	3	4/6000	0.67	2.17±1.09
乙酸乙酯部位	416.0	3	6/6000	1.00	2.30±0.40
正丁醇部位	515.8	3	4/6000	0.67	2.29±0.42
水部位	189.2	3	7/6000	1.17	2.01±0.42
环磷酰胺	0.03	3	137/6000	22.83**	1.94±0.96

注：与空白组比较，* $P<0.05$，** $P<0.01$

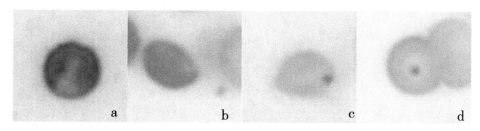

图 1-6-1 嗜多染红细胞和正常红细胞的形态（600×）

a. 正常红细胞；b. 嗜多染红细胞；c. 嗜多染红细胞微核；d. 正常红细胞微核

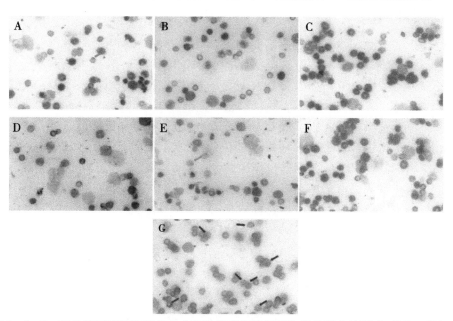

图 1-6-2 犁头草不同提取部位对小鼠骨髓嗜多染红细胞微核形态的影响（24h，600×）

A. 空白组；B. 乙醇部位组；C. 石油醚部位组；D. 乙酸乙酯部位组；E. 正丁醇部位组；

F. 水部位组；G. 环磷酰胺组

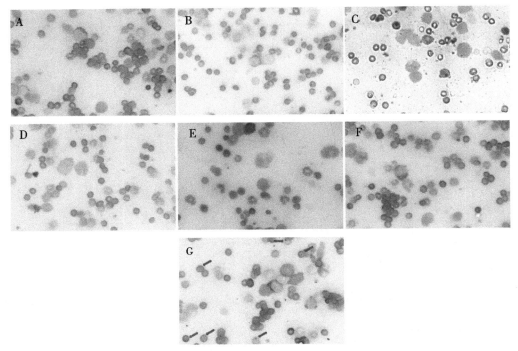

图 1-6-3　犁头草不同提取部位对小鼠骨髓嗜多染红细胞微核形态的影响（48h，600×）
A. 空白组；B. 乙醇部位组；C. 石油醚部位组；D. 乙酸乙酯部位组；E. 正丁醇部位组；
F. 水部位组；G. 环磷酰胺组

4　小结与讨论

通过热板法实验和冰醋酸扭体实验筛选出犁头草镇痛作用的有效部位，并对其镇痛活性进行评价。结果提示，犁头草不同提取部位能提高小鼠热板所致小鼠疼痛痛阈值，或能减少醋酸致小鼠扭体次数，有明显的镇痛作用。其中热板实验以乙酸乙酯部位和正丁醇部位作用最佳，扭体实验以乙酸乙酯部位和水部位作用最佳。

通过二甲苯致小鼠耳肿胀实验筛选犁头草抗炎作用的有效部位，并对其抗炎活性进行评价。结果提示，犁头草不同提取部位能降低二甲苯所致小鼠耳郭肿胀度，有明显的抗炎作用，其中以乙酸乙酯部位作用最佳。

犁头草 5 种不同提取部位对小鼠给药后，未发现与药物有关的毒副作用，无死亡；且没有诱发小鼠骨髓细胞产生微核，说明其没有致突变作用。

第七节　结论与讨论

本文对瑶药犁头草进行了本草考证，并系统地研究了犁头草质量标准的各项指标，内容包括原植物、性状、显微、薄层色谱鉴别，一般检查项目（水分、总灰分、酸不溶性灰分、浸出物），含量测定，初步进行犁头草抗炎镇痛、急性毒性及小鼠骨髓微核的药效物质基础研究，取得了一些研究成果。

（1）通过本草文献研究，对犁头草的名称、品种等方面进行了考证、整理。

（2）通过传统的"四大鉴别"方法，对瑶药犁头草进行系统的生药学鉴别研究，找到其主要鉴别特征。上述原植物鉴别、性状鉴别、显微鉴别及薄层色谱鉴别特征明显，操作简单，专属性强，重复性好，可以用于犁头草的真伪鉴别。

（3）建立了鉴定犁头草中夏佛塔苷的 TLC 方法：以氯仿-丙酮-甲酸-水（4：7：1：1）为展开系统，3％三氯化铝乙醇溶液为显色剂，于紫外光灯（365 nm）下检视，分离效果好，斑点清晰圆整。

（4）对 12 批犁头草药材样品进行了限量检查，制定标准如下：水分不得过14.0%，总灰分不得过 20.0%，酸不溶性灰分不得过 8.0%，水溶性浸出物含量不少于 27.0%。

（5）建立了犁头草药材总黄酮和维采宁-2、夏佛塔苷、异荭草苷、异牡荆素 4 种黄酮类成分的含量测定方法。12 批犁头草药材总黄酮含量为 29.65～50.14 mg/g，初步拟定总黄酮含量不得低于 26.00 mg/g。12 批犁头草药材维采宁-2、夏佛塔苷、异荭草苷、异牡荆素含量分别为 0.0326～0.2424 mg/g、0.1627～1.6141 mg/g、0.1223～0.8137 mg/g、0.2713～1.6272 mg/g。研究发现，不同产地、不同季节采收的药材含量有差异，说明了环境因素对药材含量有一定影响。在以后的研究中应该采集更多产地、不同采收季节、不同储存时长的药材，探索土壤、光照、植被类型、雨水等对含量的影响。

（6）建立了犁头草药材的指纹图谱，标定了 12 个共有峰，并指认 3 号峰为维采宁-2、4 号峰为夏佛塔苷、5 号峰为异荭草苷、8 号峰为异牡荆素。10 批药材与对照指纹图谱的相似度在 0.946～0.985 之间，均大于 0.940，说明不同产地的药材图谱较一致，测定方法专属性好。

（7）研究了犁头草急性毒性、抗炎镇痛活性以及对小鼠骨髓微核的影响，为其进一步的开发利用奠定了基础。急性毒性实验未发现与药物有关的毒副作用，无小鼠死亡；对所有小鼠进行剖检，各组小鼠外观、各组织脏器肉眼观察，位置、颜色、质地、大小等未见异常。综合抗炎镇痛活性实验，发现犁头草乙酸乙酯部位的镇痛抗炎作用最佳。犁头草 5 种不同提取部位没有诱发小鼠骨髓细胞产生微核的作用。但上述实验比较基础，下一步可通过网络药理学、分子对接等方法，结合更深入的动物及细胞实验阐明其药理作用和机制。

　　本研究旨在建立犁头草地区标准，为广西区内瑶药生产、流通、使用、检验、监督管理提供技术依据，故仅采集了广西区内的样品。但文献记载犁头草分布较广，在中国南部及中部地区都有分布，不同省区产地犁头草药材在成分、含量、药效等方面的差异还等待后续的深入研究。

参考文献

［1］广州部队后勤部卫生部. 常用中草药手册［M］. 北京：人民卫生出版社，1969.

［2］广西科学院广西植物研究所. 广西植物志：第一卷 种子植物［M］. 南宁：广西科学技术出版社，1991.

［3］戴斌. 中国现代瑶药［M］. 南宁：广西科学技术出版社，2009.

［4］李咏梅，龚元，姜艳萍. 黔产长萼堇菜不同部位的挥发性成分分析测定［J］. 贵州农业科学，2017，45（3）：14－17.

［5］姚元枝，李胜华. 犁头草的化学成分研究［J］. 中国药学杂志，2015，50（9）：750－754.

［6］阳中和，国兴明. 犁头草化学成分研究初报［J］. 山地农业生物学报，2011，30（4）：374－376.

［7］谢娟平. 犁头草中化学成分及总黄酮含量的研究［J］. 安康学院学报，2009，21（2）：95－97.

［8］谢娟平，党鑫. 犁头草黄酮含量的测定与分离［J］. 浙江农业科学，2018，59（3）：377－379.

［9］徐鸿涛，李锋万，张晓杰，等. Box－Benhnken 组合法优化长萼堇菜多糖提取工艺［J］. 广东化工，2017，44（8）：31－33.

［10］徐鸿涛. 网售堇菜 ITS 鉴定与长萼堇菜多糖分离工艺和药用功能研究［D］. 广州：广东药科大学，2017.

［11］龚元，姜艳萍，李咏梅. 黔产长萼堇菜中总黄酮的含量测定［J］. 黔南民族医专学报，2016，29（3）：157－159.

［12］马惠玲，潘启燕. Box－Benhnken 设计优化长萼堇菜总黄酮提取工艺［J］. 西北民族大学学报（自然科学版），2015，36（1）：8－13.

［13］谢娟平. D101 大孔树脂纯化犁头草黄酮的研究［J］. 陕西农业科学，2010（5）：61－63.

［14］张雷，郭玉成，石鑫，等. 梨头草提取物对四氯化碳致小鼠急性肝损伤的修复作用［J］. 中国老年学杂志，2017，37（7）：1605－1607.

［15］赵锦慧，葛红莲，赖颖，等. 中草药犁头草的体外抑菌作用研究［J］. 河南农业科学，2012，41（2）：146－148.

［16］张军，于沛，杨兵，等. 2 种堇菜镉耐性和抗氧化酶活性分析［J］. 安徽农业科学，2011，39（29）：18083－18086.

［17］谢娟平，姜雄波. 5 种天然植物及其不同部位提取物抗氧化能力比较研究［J］. 食品科学，2010，31（21）：173－175.

［18］何才勇，姜自伟，吴卫源. 犁头草敷料治疗慢性骨髓炎的实验研究［J］. 临床医学工程，2010，17（11）：22－24.

[19] 王学海，徐樟群. 犁头草对术后难愈性感染创口的影响 [J]. 福建中医药，2012，43（3）：22-23.

[20] 郑晓辉，刘毓，张志强，等. 中草药犁头草内服外敷对慢性骨髓炎临床疗效的影响 [J]. 广州中医药大学学报，2010，27（1）：6-9.

[21] 刘毓. 中草药犁头草治疗化脓性关节炎的临床疗效观察 [D]. 广州：广州中医药大学，2007.

[22] 郑晓辉，沈泽培，黄枫. 犁头草治疗化脓性关节炎 [J]. 中医药学刊，2005，23（8）：1526-1528.

[23] 陈叶青，金佩芬，俞秀，等. 紫花地丁与混淆品分类鉴别的探索性研究 [J]. 中国医药导刊，2018，20（7）：414-418.

[24] 朱烨. 紫花地丁及其常见混淆品的生药学研究 [D]. 泸州：泸州医学院，2014.

[25] 朱烨，张春，庄元春，等. 基于 ITS 序列分析对紫花地丁的分子鉴别 [J]. 中华中医药杂志，2013，28（4）：918-920.

[26] 张永耀，侯惠婵，杨洁瑜. 紫花地丁及其常见混伪品的比较鉴别 [J]. 中国现代中药，2010，12（7）：25-27，60.

[27] 覃迅云，罗金裕，高志刚. 中国瑶药学 [M]. 北京：民族出版社，2002.

[28] 贾敏如，张艺. 中国民族药辞典 [M]. 北京：中国医药科技出版社，2016.

[29] 广西壮族自治区卫生厅. 广西中药志：第一辑 [M]. 南宁：广西人民出版社，1959.

[30] 广西壮族自治区革命委员会卫生局. 广西本草选编：下 [M]. 南宁：广西人民出版社，1974.

[31] 贵州省中医研究所. 贵州民间药物：第一辑 [M]. 贵阳：贵州人民出版社，1965.

[32] 《全国中草药汇编》编写组. 全国中草药汇编：上册 [M]. 北京：人民卫生出版社，1975.

[33] 冼寒梅，邓家刚. 广西临床常用中草药 [M]. 南宁：广西科学技术出版社，2007.

[34] 蔡永敏. 中药药名辞典 [M]. 北京：中国中医药出版社，1996.

[35] 国家中医药管理局《中华本草》编委会. 中华本草：5 [M]. 上海：上海科学技术出版社，1999.

[36] 贵阳市卫生局. 贵阳民间药草 [M]. 贵阳：贵州人民出版社，1959.

[37] 浙江省革命委员会生产指挥组卫生办公室. 浙江民间常用草药：第一集 [M]. 杭州：浙江人民出版社，1969.

[38] 中国科学院中国植物志编辑委员会. 中国植物志：第五十一卷 [M]. 北京：科学出版社，1991.

[39] 马王堆汉墓帛书整理小组. 五十二病方 [M]. 北京：文物出版社，1979.

[40] 杜倩倩，陆耕宇，乔娟娟，等. 堇菜属植物的药用历史和品种考证 [J]. 中国野生植物资源，2019，38（2）：60-65.

[41] 徐国兵，徐新建. 堇菜属几种药用植物的本草考证 [J]. 中药材，1997，20 (7)：371 – 373.

[42] 吴其濬. 植物名实图考 [M]. 北京：商务印书馆，1957.

[43] 安丽敏，安丽华. 中药显微鉴定常用制片方法概述 [J]. 哈尔滨医药，2016，36 (1)：78 – 79.

[44] 叶菊，孙立卿，徐翠玲，等. 两种抗病毒藏药化学成分预实验及其黄酮含量测定 [J]. 时珍国医国药，2016，27 (4)：800 – 803.

[45] 国家药典委员会. 中华人民共和国药典：四部 [M]. 北京：中国医药科技出版社，2015.

[46] Chen X，Veitch N C，Houghton P J，et al. Flavone C – Glycosides from *Viola yedoensis* Makino [J]. Chem Pharm Bull，2003，51 (10)：1204 – 1207.

[47] Vukics V，Ringer T，Kery A，et al. Analysis of heartsease (*Viola tricolor* L.) flavonoid glycosides by micro – liquid　chromatography coupled to multi-stage mass spectrometry [J]. J Chromatogr A，2008，1206 (1)：11 – 20.

[48] 姚霞，罗秀珍，谢忱. 堇菜属植物化学成分和药理作用研究进展 [J]. 医药导报，2008，27 (7)：782 – 786.

[49] 江倩，黄燕芳，李熙灿. 异荭草苷体外抗氧化能力的评价与机制 [J]. 福建师范大学学报 (自然科学版)，2018，34 (5)：50 – 55.

[50] 王梓轩，李娅琦，肖治均，等. 高效液相色谱法同时测定护肝片中牡荆苷和异牡荆苷的含量 [J]. 中南药学，2019，17 (7)：1092 – 1095.

[51] Sayyaphone V，乔倩，庞小红，等. 基于 PI3K/Akt 信号通路研究异牡荆素对大鼠肝星状细胞的凋亡诱导作用及其机制 [J]. 广西医科大学学报，2020，37 (2)：182 – 187.

[52] 张启浩，雷雨露，朱晓兰，等. 中药竹黄不同提取部位抗炎镇痛活性的研究 [J]. 山东化工，2018，47 (16)：44 – 45，52.

[53] 赵鸿宾，王恒，李雪营，等. 黔产金耳环不同提取部位镇痛抗炎作用研究 [J]. 黔南民族医专学报，2016，29 (2)：88 – 89，100.

[54] 黄显章，丁生晨，袁林，等. 蜣螂水提取物的镇痛抗炎作用 [J]. 中华中医药学刊，2016，34 (9)：2191 – 2194.

[55] 钟卫华，罗辉，苏丹丹，等. 陆英不同部位水提液抗炎镇痛作用的比较研究 [J]. 井冈山大学学报 (自然科学版)，2018，39 (3)：88 – 92.

[56] 刘兵，郑丽娟，梁生林. 爵床煎剂对小鼠镇痛抗炎作用初探 [J]. 井冈山大学学报 (自然科学版)，2015，36 (4)：70 – 74.

[57] 米娜. 胃乐胶囊抗慢性胃溃疡药效及遗传毒性研究 [D]. 南宁：广西医科大学，2017.

[58] 刘志永，高俊宏，王鸿，等. 六苄基六氮杂异伍兹烷暴露小鼠骨髓细胞微核及染色体畸变研究 [J]. 中国工业医学杂志，2017，30 (5)：354 – 355.

综　述

瑶药材犁头草的研究概况

犁头草为堇菜科植物长萼堇菜 *Viola inconspicua* Blume 的全草，是瑶族民间常用药，被《中国瑶药学》《中国现代瑶药》《中国民族药辞典》等民族药本草书籍收录。本综述通过本草、文献研究，对其名称、产地、性味、功效、化学成分、药理作用、临床应用等方面进行整理、考证，为其开发利用提供理论依据。

1　本草文献

1.1　名称

查阅本草书籍发现，《常用中草药手册》中记载，犁头草来源于堇菜科堇菜属植物长萼堇菜 *Viola inconspicua* Blume，别名为"犁咀菜、铧头草、地丁草、紫花地丁"。《中药药名辞典》称其为"尼泊尔堇菜、紫花地丁、白花地丁、宝剑草、长萼堇菜、翁域、犁嘴草、剪刀菜、地黄瓜、青地黄瓜、烙铁草、犁头草"。少数民族名称有瑶药名"穷雷随咪"、壮药名"哥巴齐"、苗药名"乌扭利"、彝药名"舍契勒底"、侗药名"拱袄咳"等。除学名外，其余别名见表1。

表 1　犁头草别名整理

著作	出版时间（年）	别名
广西中药志（第一辑）	1959	犁头草
贵州民间药物（第一辑）	1965	鏵头草、鏵尖菜
广西实用中草药新选	1969	犁头草、紫地丁
广东中草药	1969	犁头草、紫花地丁、耳钩草
常用中草药彩色图谱（第一册）	1970	犁头草、地丁草
贵州草药（第一集）	1970	铧头草、铧尖菜
江西草药	1970	犁头草、犁头尖、小叶犁头草、烙铁草、紫花地丁、黄花地丁、地丁草、箭头草、三角草、夜叉头
广西本草选编（下）	1974	犁头草
兽医中草药临症应用	1974	犁头草、三角草、紫花地丁
全国中草药汇编（上）	1975	犁头草、铧头草、犁铧尖、犁嘴草、箭头草、如意草、玉如意、耳钩草
彩色生草药图谱	1976	犁头草、地丁草
福建药物志（第二册）	1983	紫花地丁、犁头草、箭头草、红公鸡相打、犁咀草、雍菜廣
广西植物志（第一卷）	1991	犁头草、紫花地丁

续表

著作	出版时间（年）	别名
实用临床草药	1991	铧头草、烙铁草、犁头草
中草药彩色图谱与验方	1992	铧头草、犁铧尖、犁嘴草、箭头草、如意草、耳钩草、犁头草、地丁草、紫花地丁
广东中药志（第二卷）	1996	剪刀菜、堇菜地丁、犁头草、金铧头草
潮汕生物资源志略	1997	犁头草、耳钩草、紫花地丁、蓝花耳钩草、地丁草
中华本草5	1999	铧尖草、试剑草、铧口草、铧头草、紫花地丁、耳钩草、犁头草、鸡下颌草、鸡口舌、紫地丁、剪刀菜、犁咀菜、铧尖菜、箭头草、红公鸡相打、蕹菜廥
肝炎病中草药原色图谱	2001	地丁草、犁头草
实用妇科病中草药彩色图集	2002	犁头草、铧头草、箭头草
药用植物学野外实习手册	2002	紫花地丁、犁头草、剪刀菜
中国瑶药学	2002	穷雷随咪、犁头草、铧尖草、紫花地丁、地丁草
浙江省中药炮制规范（2005年版）	2006	紫花地丁、地丁草
甘肃中草药资源志（下册）	2007	犁头草
广西临床常用中草药	2007	犁头草、紫金锁、三角草、犁头尖
中国现代瑶药	2009	犁头草、穷地咪、穷雷随咪、地丁草、紫花地丁
大别山药物志略	2010	犁头草
广东地产清热解毒药物大全	2011	紫花地丁、耳钩草、犁头草、堇菜地丁、金铧头草、白花地丁草、粪箕笃、玉如意、犁口草、剪刀菜、犁咀菜、试剑草、铧口草、铧头草、铧尖草、鸡下颌草、鸡口舌、紫地丁、铧尖菜、箭头草、红公鸡相打、蕹菜癀
四川省中药材标准（2010年版）	2011	地丁草、犁头草、铧头草
海南中药资源图集（第二集）	2012	铧尖草、犁头草、紫花地丁、地丁草、耳钩草、犁头菜、三角草、土地丁
云南天然药物图鉴（第五卷）	2012	犁头草、地丁草、紫花地丁、地黄瓜
看图速认中药	2013	犁头草
安徽湿地植物图说	2014	地丁草、犁头草
新编中草药图谱及经典配方2	2014	铧尖草、紫地丁
中国壮药资源名录	2014	犁头草、Gobakace（哥巴齐）
中药大辞典（第二版·下册）	2014	铧尖草、试剑草、铧口草、铧头草、紫花地丁、耳钩草、犁头草、鸡口舌、紫地丁、犁咀菜、铧尖菜、箭头草、蕹菜癀
桂本草（第二卷·下）	2015	犁头草、铧尖草、试剑草、紫花地丁、剪刀菜、铧尖菜、箭头草

续表

著作	出版时间（年）	别名
黔南本草（下册）	2015	犁头草、铧头草、犁铧尖、犁嘴草、箭头草、如意草、玉如意、耳钩草
壮药学	2015	犁头草、地丁草、紫地丁
缙云山药用植物	2016	铧尖草、铧口草、紫花地丁、耳钩草、鸡舌草、箭头草、犁头草
眉山中草药资源图鉴（上）	2016	地丁草、紫花地丁、铧头草
四川省中药饮片炮制规范（2015年版）	2016	地丁草
浙江药用植物资源志要	2016	铧头草

1.2 产地

《中国植物志》记载长萼堇菜产于我国陕西、甘肃（南部）、江苏、安徽、浙江、江西、福建、台湾、湖北、湖南、广东、海南、广西、四川、贵州、云南，在缅甸、菲律宾、马来西亚也有分布。《广西药用植物名录》记载该药在广西分布于资源、灌阳、永福、蒙山、藤县、桂平、贵港、北流、灵山、宁明、上林、凌云、东兰等地。本草书籍记载犁头草的产地、生境、采收加工情况见表2。

表2 本草书籍记录犁头草主要产地、生境、采收加工

著作	产地	生境	采收加工
广西中药志（第一辑）	广西各地	—	洗净泥沙，晒干即得
贵州民间药物（第一辑）	贵州兴义等地	山野路边	夏、秋季采集
常用中草药手册	我国南部	田边、耕地、园地、草地	全年可采，洗净晒干备用
广西实用中草药新选	广西各地	较湿润的路旁、田边和荒地上	随时可采，晒干备用或鲜用
广东中草药	广东广州、惠阳、潮安、汕头	山坡、路旁、田边	夏季采集，晒干备用，或随采随用
常用中草药彩色图谱（第一册）	我国中部、南部	山坡、耕地、田边、村旁园地等较潮湿地上	全年可采，但以夏秋采集较好，晒干备用
贵州草药（第一集）	贵州兴义等地	山野路旁	夏、秋采集
江西草药	江西景德镇、彭泽、婺源、德兴	荒地或草丛	春、夏、秋季采收
广西本草选编（下）	—	湿润的沟边和坡地上	夏、秋季采收，洗净鲜用或晒干备用
兽医中草药临症应用	—	田塍、山地草丛中或潮湿地	春、夏、秋季采收；洗净鲜用或晒干备用

续表

著作	产地	生境	采收加工
全国中草药汇编（上册）	长江流域以南各省区，东达福建和台湾	林下、路旁、草坡	夏、秋季花开时采集全草，晒干
彩色生草药图谱	我国中部、南部	山坡、耕地、田边、村旁园地等较潮湿地上	全年可采，但以夏、秋采集较好，晒干备用
万县中草药	万县	草坡、田边、溪边较湿润的地方	夏、秋季采集，洗净，鲜用或晒干供用
福建药物志（第2册）	松溪、福州等地	草坡、田边和溪旁	夏、秋季采收，鲜用或晒干
广西植物志（第一卷）	我国南部各省区，越南、印度、菲律宾、印尼、日本均有分布	田边、屋边、荒地、沟边	—
中草药彩色图谱与验方	—	荒地、草丛	夏、秋季开花时采集全草
广东中药志（第二卷）	广东各地及长江流域以南各省区	草边、田边、路边或溪边	春、秋采收，拔取全草，抖净泥沙，晒干
潮汕生物资源志略	—	草坡、田边和溪边	—
中华本草5	陕西、甘肃（南部）、江苏、安徽、浙江、江西、福建、台湾、湖北、湖南、广东、海南、广西、四川、云南	林缘、山坡草地、田边及溪旁	夏、秋季采集全草，洗净，除去杂质，鲜用或晒干
肝炎病中草药原色图谱	浙江、江苏、安徽、江西、福建、台湾、湖北、湖南、广东、广西、海南等省区	湿润的沟边、荒地、草地、路边、田边	夏、秋季采收，除净杂质，晒干
实用妇科病中草药彩色图集	长江流域以南各省区	林下、路旁、草坡、田野	—

续表

著作	产地	生境	采收加工
中国瑶药学	广西资源、灌阳、永福、蒙山、藤县、桂平、贵港、北流、灵山、宁明、上林、金秀等县市，分布于长江流域或以南各省份	草坡、沟边、田边阴湿处	全年可采，一般鲜用或晒干备用
南阳中草药名典	广西	草坡、田边、溪边	夏、秋季采集全草，洗净，除去杂质，鲜用或晒干
浙江省中药炮制规范（2005年版）	浙江	—	春、秋季采收，除去杂质，干燥
甘肃中草药资源志（下册）	甘肃东南部、陕西、江苏、安徽、浙江、江西、福建、台湾、海南、广东、广西、湖南、湖北、四川、贵州、云南	山坡草地、林缘、田边及溪旁	夏、秋采收，除去杂质，洗净，鲜用或晒干
广西临床常用中草药	资源、灌阳、永福、蒙山、藤县、桂平、北流、凌云、东兰	—	夏、秋季采收，鲜用或晒干备用
中国现代瑶药	长江流域或以南各省区，广西资源、灌阳、恭城、永福、桂平、上林、金秀等地	田边、村旁、荒地或沟边湿润处	全年可采，鲜用或晒干
大别山药物志略	—	山野菜荒地、田埂、河边或路旁	夏季采收，鲜用或晒干
大别山地区典型植物图鉴	长江流域以南各地区	草坡、田边、溪边	—
广东地产清热解毒药物大全	广东、江苏、安徽、浙江、江西、福建、台湾、湖北、湖南、海南、广西、四川、云南、陕西、甘肃等地	—	夏、秋采集全草，除去杂质，鲜用或晒干

续表

著作	产地	生境	采收加工
四川省中药材标准（2010年版）	长江流域各省，四川宜宾、乐山、南充、泸州、眉山等地	海拔 100～3000 m 的田野、路边、山坡草地、灌丛、林缘	春、秋季采收，除去杂质，晒干
海南中药资源图集（第二集）	海南海口、定安、陵水、乐东、白沙、保亭等地	林中或向阳草坡	花果期采集全草，去杂质，晒干备用
云南天然药物图鉴（第五卷）	云南玉溪、普洱、金平、景洪、彝良等地	海拔 1700～1900 m 的林缘、山坡草地、田边及溪旁	夏、秋季采收，洗净，晒干或鲜用
看图速认中药	西南、东南地区，陕西、甘肃、江苏、安徽、浙江、江西、湖北、湖南等地	林缘、山坡草地、田边及溪旁等处	—
安徽湿地植物图说	安徽皖南、大别山等地，沿江区域	林下、田边、溪旁或杂草丛中	—
新编中草药图谱及经典配方2	黄河流域以南地区	田间、荒地、山坡草丛、林缘或灌丛中	—
中国壮药资源名录	广西上林、宁明、东兰、凌云、灵山、桂平、资源、柳州、梧州、富川、象州、融安、灌阳、蒙山、藤县、贵港、北流等	湿润草地	—
中药大辞典（第二版·下册）	江苏、浙江、安徽、福建，江西，湖北，湖南，广东，广西，海南，四川，云南，山西，甘肃（南部），台湾等地	林缘、山坡草地，田边及溪旁	5～11 月采收全草，晒干
桂本草	广西柳州、梧州、象州	—	夏、秋季采集全草，洗净，除去杂质，鲜用或晒干
恒山资源植物志要上册	灵丘	林缘、山坡草地、田边及溪旁	—

续表

著作	产地	生境	采收加工
黔南本草（下册）	长江流域以南各省区，东达福建和台湾	林下、路旁、草坡	夏、秋季花开时采集全草，晒干
壮药学	广西玉林、贺州、南宁等地，江苏，浙江，江西，湖南，福建，台湾	山野、丘陵、路旁	夏季采收，鲜用或晒干备用
缙云山药用植物	巫山、巫溪、南川、江津、北碚等区县	草坡、田边及水沟边较湿润的地方	夏、秋开花时采集
眉山中草药资源图鉴（上）	眉山各县	荒坡、草地、耕地杂草地	5～7月果实成熟时采挖全草，晒干
四川省中药饮片炮制规范（2015年版）	—	—	春、秋季采收，除去杂质，晒干
浙江药用植物资源志要	浙江各地，长江流域及以南均有分布	路旁、沟边及山地疏林下	—
杭州植物志（第2卷）	杭州拱墅区、西湖区、余杭区、西湖景区；长江流域及其以南各省、区；日本、印度、马来西亚、菲律宾、越南、缅甸	田边、路边或岩石缝中	—

1.3 性味归经功效

《广东中药志》记载，犁头草味苦、微辛，寒；归心、肝、胃经；具有清热解毒、凉血消肿的功效，主治咽喉肿痛、肠痈、目赤生翳、乳痈初起、湿热淋浊、黄疸型传染性肝炎，外用治疮疡肿毒、化脓性骨髓炎。《南阳中草药名典》记载，其苦、辛，寒；归肺、肝经；具有清热解毒、明目消肿的功效，主治疮痈肿毒、咽喉肿痛、湿热黄疸、目赤目翳、乳痈、肠痈、跌打损伤、虫蛇咬伤。《中国现代瑶药》记载其具有清热利湿、清肝明目、散瘀消肿的功效，主治急性黄疸型肝炎、咽喉炎、扁桃体炎、目赤肿痛、急性结膜炎、阑尾炎、乳腺炎、化脓性骨髓炎、淋浊、痈疮肿毒，可解断肠草和海芋中毒。本草书籍记载犁头草的性味、归经、功效、主治情况见表3。

表3　本草书籍记载犁头草性味归经、功效、主治

著作	性味	归经	功效	主治
广西中药志（第一辑）	淡，平	—	—	眼疾及背瘰疮
贵州民间药物（第一辑）	辛、微苦，平	—	消食积饱胀	—
常用中草药手册	淡，凉	—	清热，凉血解毒	急性结膜炎，咽喉炎，疖疮肿毒，乳腺炎
广西实用中草药新选	淡、微苦，凉	—	清热解毒，明目，消肿	结膜炎，疖肿，外伤出血，黄疸型肝炎，毒蛇咬伤，肠草中毒
广东中草药	苦、微辛，寒	—	清热解毒，拔毒消肿	急性黄疸型肝炎，便血，急性结膜炎，疔疮，乳腺炎，痈疮肿毒，慢性骨髓炎
常用中草药彩色图谱（第一册）	淡、微苦，凉	—	凉血解毒，消肿止痛	急性结膜炎，咽喉炎，乳腺炎，急性黄疸型肝炎，疖疮肿毒，刀伤出血
贵州草药（第一集）	辛、微苦，平	—	消食积饱胀	—
江西草药	苦、辛，寒	—	清热解毒，散结消肿	结膜炎，支气管炎，乳痈，疔疮，跌打损伤，外伤出血，遗精，毒蛇咬伤，角膜溃疡、虹膜睫状体炎，痢疾，麻疹并发目翳，妇女产后血瘀腹痛
广西本草选编（下）	甘、微苦，凉	—	清热去湿，凉血解毒	—
兽医中草药临症应用	苦、辛，寒	—	清热解毒，散结消肿	目赤肿痛，痈肿疔毒，热痢，肺热，胆囊结热，咽喉肿痛，疔毒，猪丹毒，高热，牛肺疫
全国中草药汇编（上册）	苦、微辛，寒	—	清热解毒，凉血消肿	急性结膜炎，咽喉炎，急性黄疸型肝炎，乳腺炎，痈疖肿毒，化脓性骨髓炎，毒蛇咬伤
彩色生草药图谱	淡、微苦，凉	—	凉血解毒，消肿止痛	急性结膜炎，咽喉炎，乳腺炎，急性黄疸型肝炎，疖疮肿毒，刀伤出血
万县中草药	苦辛，寒	—	清热解毒，散瘀消肿	痈疮肿毒，乳腺炎，痔疮，毒蛇咬伤，急性结膜炎，跌打损伤
福建药物志（第2册）	苦、微辛，寒	—	清热解毒	坏疽，瘰疬，丹毒，疔，痈，扁桃体炎，结膜炎，肝炎
广西植物志（第一卷）	—	—	清热解毒、凉血消肿	疮疖，化脓性骨髓炎，蛇咬伤，急性结膜炎，咽喉炎，急性黄疸型肝炎，乳腺炎
实用临床草药	辛、微苦，寒	—	清热解毒，凉血消肿	瘀热互相之肠痈，热毒痈疖疔疮、目赤障翳，湿热黄疸、淋浊
中草药彩色图谱与验方	苦、辛，寒	—	清热解毒，散结消肿	—
中药药名辞典	苦，寒	—	清热解毒，散瘀	肠痈，疔疮，黄疸，目赤目翳，淋浊

续表

著作	性味	归经	功效	主治
潮汕生物资源志略	—	—	清热解毒，拔毒消肿	—
中华本草5	苦辛，寒	—	清热解毒，凉血消肿，利湿化瘀	疔疮痈肿，咽喉肿痛，乳痈，湿热黄疸，目赤，目翳，肠痈下血，跌打损伤，外伤出血，妇女产后瘀血腹痛，蛇虫咬伤
肝炎病中草药原色图谱	苦、微辛，寒	—	清热去湿，凉血解毒	
实用妇科病中草药彩色图集	苦、微辛，寒	—	清热解毒，凉血消肿	—
药用植物学野外实习手册	—	—	清热解毒，凉血消肿，利湿化瘀	—
中国瑶药学	辛、微苦，寒	—	清热解毒，散瘀消肿	淋浊，黄疸，阑尾炎，结膜炎，疔疮，痈疖肿毒
浙江省中药炮制规范（2005 年版）	苦、辛，寒	心、肝经	清热解毒，凉血消肿	疔疮肿毒，痈疽发背，丹毒，毒蛇咬伤
甘肃中草药资源志（下册）	苦、辛，寒	—	清热解毒，凉血消肿，利湿，化瘀	咽喉肿痛，湿热黄疸，目赤，云翳，产后瘀血腹痛，蛇虫咬伤
广西临床常用中草药	微苦，寒	—	清热解毒，化瘀排脓，凉血清肝	疮痈疔毒，瘰疬，乳痈，黄疸，目赤肿痛
大别山药物志略	微苦，寒	—	清热解毒	痈疽，疔疮，外伤出血
大别山地区典型植物图鉴	—	—	明目消肿，清热解毒	结膜炎
广东地产清热解毒药物大全	苦、微辛，寒	心、肝、胃经	清热解毒，凉血消肿，利湿化瘀	疔疮痈肿，咽喉肿痛，乳痈，湿热黄疸，目赤，目翳，肠痈下血，跌打损伤，外伤出血，妇女产后瘀血腹痛，蛇虫咬伤，化脓性骨髓炎
四川省中药材标准（2010 年版）	苦、辛，寒	心、肝	清热解毒，凉血消肿	疮疡肿毒，咽喉肿痛，乳痈，肠痈，湿热黄疸，目赤肿痛，毒蛇咬伤，跌打损伤，外伤出血
海南中药资源图集（第二集）	微苦，寒	—	清热解毒，凉血消肿	急性结膜炎，咽炎，乳腺炎，解海芋中毒，骨折，无名肿毒，目赤肿痛，湿热黄疸，肠痈，疔疮，蛇头疮，伤寒咳嗽，火眼和口疮
云南天然药物图鉴（第五卷）	苦、微辛，寒	—	清热解毒，凉血消肿	目赤肿痛、湿热黄疸、乳腺炎、肠痈，疔疮

续表

著作	性味	归经	功效	主治
看图速认中药	苦、辛，寒	—	清热解毒，凉血消肿，利湿化痰	急性黄疸型肝炎，乳腺炎，痈疖肿毒，化脓性骨髓炎，毒蛇咬伤
安徽湿地植物图说	—	—	明目消肿，清热解毒	结膜炎，痈疖，疔疮
新编中草药图谱及经典配方2	苦、辛，寒	—	清热解毒，凉血消肿，利湿化瘀	急性扁桃体炎，疮疡疔肿，乳腺炎，结膜炎，急性阑尾炎，外伤出血和蛇虫咬伤
中药大辞典（第二版·下册）	苦、辛，寒	—	清热解毒，利湿，散瘀消肿	疔疮痈肿，咽喉肿痛，乳痈，黄疸，目赤，目翳，跌打损伤，产后瘀血腹痛
桂本草	苦、辛，寒	肝、脾经	清热解毒，凉血消肿，利湿，化瘀	疔疮痈肿，咽喉肿痛，乳痈，湿热黄疸，目赤，目翳，肠风下血，跌打损伤，外伤出血，妇女产后瘀血腹痛，蛇虫咬伤
黔南本草（下册）	苦、微辛，寒	—	清热解毒，凉血消肿	急性结膜炎，咽喉炎，急性黄疸型肝炎，乳腺炎，痈疖肿毒，化脓性骨髓炎，毒蛇咬伤
壮药学	苦、微辛，寒	—	祛风毒，解疮毒，散结肿	麻疹，咽痛，海芋中毒，乳痈，黄疸，目赤，骨折，痈疮，无名肿毒，外伤出血，蛇咬伤
缙云山药用植物	苦、辛，寒	—	清热解毒，散瘀消肿，凉血，利湿	疔疮痈肿，咽喉肿痛，黄疸，目赤，目翳，跌打损伤，产后瘀血腹痛，乳腺炎，化脓性骨髓炎，毒蛇咬伤
眉山中草药资源图鉴（上册）	苦、辛，寒	心、肝经	清热解毒，凉血消肿	疮疡肿毒，咽喉肿痛，乳痈，肠痈，湿热黄疸，目赤肿毒，毒蛇咬伤，跌打损伤，外伤出血
四川省中药饮片炮制规范（2015年版）	苦、辛，寒	心、肝经	清热解毒，凉血消肿	疮疡肿毒，咽喉肿痛，乳痈，肠痈，湿热黄疸，目赤肿痛，瘰疬，痄腮，跌打损伤
浙江药用植物资源志要	苦，寒	—	清热解毒，凉血消肿	疔疮肿毒，痈疽发背，丹毒，毒蛇咬伤

2 化学成分

阳中和等利用现代波谱技术从犁头草的乙醇提取物中分离得到 9 种化合物：β-谷甾醇（β-sitosterol）、木犀草素（Luteolin）、芹菜素（Apigenin）、6，7-二羟基香豆素（Esculetin）、7-羟基香豆素（7-Hydroxycoumarin）、齐墩果酸（Oleanic acid）、咖啡酸（Caffeic acid）、槲皮素（Quercetin）和秦皮甲素（Esculin）。姚元枝等发现犁头草中含有另外 14 个化合物：胡萝卜苷、绿原酸、7-羟基香豆素、豆甾醇-3-O-β-D-吡喃葡萄糖苷、dehydrololiolide、山奈酚-7-O-β-D-葡萄糖苷、characterizedas

（＋）- pinoresinol - O - β - D - glucopyranoside、5,7 -二羟基- 3,6 -二甲氧基黄酮、芹菜素- 7 - O - β - D -葡萄糖苷、金圣草素、β -香树素、刺槐苷、山奈酚- 3,7 - O - α - L -二鼠李糖苷、solagenin - 6 - O - β - D - quinovopyranoside。李咏梅等对长萼堇菜的花、根、叶（叶柄）中的挥发性成分进行分析测定，发现犁头草的花、根、叶（叶柄）中的挥发性成分包括不饱和醇类、酸类、醛类、酯类、烷烃类、含硫化合物及少量的杂环化合物和酚类，其中主要共有挥发性成分为羟基乙酸、二甲基硫醚、1 -辛烯- 3 -醇、（Z）- 2 -壬烯醛、水杨酸甲酯、十六烷、十七烷等成分。

3　药理作用

赵锦慧等利用平板菌落计数法测定犁头草的体外抑菌作用，结果表明犁头草在药液质量浓度不小于最小抑菌质量浓度时，对大肠杆菌和金黄色葡萄球菌的抑菌率均为100%，具有明显的体外抑制作用，且对金黄色葡萄球菌的抑制效果优于大肠杆菌。何才勇等发现犁头草敷料配合负压封闭引流既能起到局部消炎杀菌作用，又能促进局部创面的修复，从而提高治疗慢性骨髓炎的疗效。张雷等发现犁头草提取物具有较强的抗氧化效果，能减轻 CCl_4 对肝组织的病理损伤。

4　临床应用

犁头草全草均可药用，有清热解毒、凉血消肿、利湿化瘀的功效，临床上用于疔疮痈肿、咽喉肿痛、乳痈、湿热黄疸、肠痈下血、跌打损伤、外伤出血、蛇虫咬伤等。此外，还可用于角膜实质炎及匐性角膜溃疡、暑疖、甲沟炎、慢性骨髓炎。王学海等选择外科手术后难愈性感染创口 108 例，随机分为治疗组与对照组，治疗组局部外敷中草药犁头草，对照组继续采用常规外科感染创口换药治疗，发现治疗组创面平均愈合时间比对照组明显缩短（$P<0.01$），结果表明犁头草明显减轻局部炎症反应，减少局部创面渗出，促进肉芽组织生长，明显加速术后难愈性感染创口的愈合。

5　结语与展望

经查证，犁头草药材最早以"犁头草"一名出现的中药类本草是《广西中药志（第一辑）》，此书中以"犁"字同"犁"，以"长萼堇菜"为别名，拉丁学名为 *Viola inconspicua* Blume。《广西本草选编（下）》《广西植物志（第一卷）》《常用中草药手册》《广东中草药》等本草书籍也以"犁头草"为正名，故本文也以此为正名。《贵阳民间药草》《浙江民间常用草药（第一集）》也记载了"犁头草"这一药材，前者记录的学名为 *Viola japonica* Langsd.，此学名在《中国植物志》英文版中搜索，根据搜索结果进行比对、拉丁名考证，猜测是心叶堇菜；后者没有记录学名，但《中华本草》收录了两书中关于犁头草药材的内容，引用尚还存在疑问，还需继续考证。

犁头草的主产区为热带及亚热带地区，如我国陕西（南部）、甘肃（南部）、江苏、安徽、浙江、江西、福建、台湾、湖北、湖南、广东、海南、广西、四川、贵州、云南，国外如缅甸、菲律宾、马来西亚等。犁头草通常生长于较潮湿的草地路旁等处，这些地区水资源丰富，符合其生长习性。犁头草多为夏秋两季采收，少数记录全年可采或春秋两季采收，一般鲜用或晒干备用。

目前的文字记载中，犁头草的味主要是苦、辛，少量淡；性主要是寒，少量凉、平；主要归心、肝经，少量归脾、胃、肺经；功效主要有清热解毒、凉血消肿，少量有利湿化瘀、明目、散结等；主治主要有疔疮痈肿、咽喉肿痛、乳痈、湿热黄疸、目赤、目翳、肠痈下血、跌打损伤、外伤出血、妇女产后瘀血腹痛、蛇虫咬伤等。犁头草与其他药材的不同配伍有不同的疗效，除用于治疗人类疾病，兽医还用于治疗仔猪热痢、猪牛创伤等动物疾病。

目前国内对犁头草的研究主要为其化学成分、药理作用及临床应用等方面，生药学鉴别多见于书籍中，或作为紫花地丁混淆品进行研究，尚缺系统性的质量控制研究，也未见有学者对犁头草进行质量标准初步研究，为其使用合理、规范提供依据。

参考文献

[1] 覃迅云. 中国瑶药学 [M]. 北京：民族出版社，2002.

[2] 戴斌. 中国现代瑶药 [M]. 南宁：广西科学技术出版社，2009.

[3] 贾敏如，张艺. 中国民族药辞典 [M]. 北京：中国医药科技出版社，2016.

[4] 广州部队后勤部卫生部. 常用中草药手册 [M]. 北京：人民卫生出版社，1969.

[5] 蔡永敏. 中药药名辞典 [M]. 北京：中国中医药出版社，1996.

[6] 滕红丽，梅之南. 中国壮药资源名录 [M]. 北京：中医古籍出版社，2014.

[7] 广西壮族自治区卫生厅. 广西中药志：第一辑 [M]. 南宁：广西人民出版社，1959.

[8] 贵州省中医研究所. 贵州民间药物：第一辑 [M]. 贵阳：贵州人民出版社，1965.

[9] 佚名. 广西实用中草药新选 [M]. [出版地不详]：[出版者不详]，1969.

[10] 《广东中草药》选编小组. 广东中草药 [M]. 广州：广东人民出版社，1969.

[11] 广东省农林水科学技术服务站经济作物队. 常用中草药彩色图谱：第一册 [M]. 广州：广东人民出版社，1970.

[12] 贵州省中医研究所. 贵州草药：第一集 [M]. 贵阳：贵州人民出版社，1970.

[13] 江西省卫生局革命委员会. 江西草药 [M]. 南昌：江西省新华书店，1970.

[14] 广西壮族自治区革命委员会卫生局. 广西本草选编：下 [M]. 南宁：广西人民出版社，1974.

[15] 江西省赣州地区农业局. 兽医中草药临症应用 [M]. 南昌：江西人民出版社，1974.

[16] 《全国中草药汇编》编写组. 全国中草药汇编：上册 [M]. 北京：人民卫生出版社，1975.

[17] 中国生草药研究发展中心. 彩色生草药图谱 [M]. 台北：启业书局，1976.

[18] 福建省中医研究所. 福建药物志：第二册 [M]. 福州：福建科学技术出版社，1983.

[19] 广西科学院广西植物研究所. 广西植物志：第一卷　种子植物 [M]. 南宁：广西科学技术出版社，1991.

［20］ 陈庆全，张俊荣，黄耀权，等. 实用临床草药［M］. 广州：暨南大学出版社，1991.

［21］ 舒普荣. 中草药彩色图谱与验方［M］. 南昌：江西科学技术出版社，1992.

［22］《广东中药志》编辑委员会. 广东中药志：第二卷［M］. 广州：广东科技出版社，1996.

［23］ 吴修仁. 潮汕生物资源志略［M］. 广州：中山大学出版社，1997.

［24］ 国家中医药管理局《中华本草》编委会. 中华本草：5［M］. 上海：上海科学技术出版社，1999.

［25］ 黄燮才. 肝炎病中草药原色图谱［M］. 南宁：广西科学技术出版社，2001.

［26］ 黄元金，彭治章. 实用妇科病中草药彩色图集［M］. 广州：广东科技出版社，2002.

［27］ 房志坚. 药用植物学野外实习手册［M］. 广州：羊城晚报出版社，2002.

［28］ 浙江省食品药品监督管理局. 浙江省中药炮制规范：2005 年版［M］. 杭州：浙江科学技术出版社，2006.

［29］ 赵汝能. 甘肃中草药资源志：下册［M］. 兰州：甘肃科学技术出版社，2007.

［30］ 冼寒梅，邓家刚. 广西临床常用中草药［M］. 南宁：广西科学技术出版社，2007.

［31］ 河南羚锐制药股份有限公司. 大别山药物志略［M］. 郑州：河南科学技术出版社，2010.

［32］ 范文昌，梅全喜，李楚源. 广东地产清热解毒药物大全［M］. 北京：中医古籍出版社，2011.

［33］ 四川省食品药品监督管理局. 四川省中药材标准：2010 年版［M］. 成都：四川科学技术出版社，2011.

［34］ 代正福，彭明，戴好富. 海南中药资源图集：第二集［M］. 昆明：云南科技出版社，2012.

［35］ 云南省药物研究所. 云南天然药物图鉴：第五卷［M］. 昆明：云南科技出版社，2009.

［36］ 潘超美. 看图速认中药［M］. 北京：中国中医药出版社，2013.

［37］ 吴惠敏. 安徽湿地植物图说［M］. 合肥：黄山书社，2014.

［38］ 杨卫平，夏同珩. 新编中草药图谱及经典配方：2［M］. 贵阳：贵州科技出版社，2014.

［39］ 南京中医药大学. 中药大辞典：第二版 下册［M］. 上海：上海科学技术出版社，2014.

［40］ 邓家刚. 桂本草：第二卷 下［M］. 北京：北京科学技术出版社，2015.

［41］ 司有奇. 黔南本草：下册［M］. 贵阳：贵州科技出版社，2015.

［42］ 朱华，田慧，蔡毅. 壮药学［M］. 南宁：广西科学技术出版社，2015.

［43］ 江广渝，江宁拱. 缙云山药用植物［M］. 重庆：西南师范大学出版社，2016.

［44］ 何平. 眉山中草药资源图鉴：上［M］. 成都：四川科学技术出版社，2016.

［45］ 四川省食品药品监督管理局. 四川省中药饮片炮制规范：2015 年版［M］. 成

都：四川科学技术出版社，2016.

[46] 姚振生，熊耀康. 浙江药用植物资源志要 ［M］. 上海：上海科学技术出版社，2016.

[47] 中国科学院中国植物志编辑委员会. 中国植物志：第五十一卷 ［M］. 北京：科学出版社，1991.

[48] 广西壮族自治区药物研究所. 广西药用植物名录：Ⅱ　双子叶植物 ［M］. 南宁：［出版者不详］，1965.

[49] 《万县中草药》编写组. 万县中草药 ［M］. 四川：四川省万县地区卫生局，四川省万县地区科委，1977.

[50] 方家选，杨志欣，梁新武. 南阳中草药名典 ［M］. 西安：三秦出版社，2004.

[51] 刘虹. 大别山地区典型植物图鉴 ［M］. 武汉：华中科技大学出版社，2011.

[52] 《杭州植物志》编纂委员会. 杭州植物志：第 2 卷 ［M］. 杭州：浙江大学出版社，2017.

[53] 阳中和，国兴明. 犁头草化学成分研究初报 ［J］. 山地农业生物学报，2011，30（4）：374-376.

[54] 姚元枝，李胜华. 犁头草的化学成分研究 ［J］. 中国药学杂志，2015，50（9）：750-754.

[55] 李咏梅，龚元，姜艳萍. 黔产长萼堇菜不同部位的挥发性成分分析测定 ［J］. 贵州农业科学，2017，45（3）：14-17.

[56] 赵锦慧，葛红莲，赖颖，等. 中草药犁头草的体外抑菌作用研究 ［J］. 河南农业科学，2012，41（2）：146-148.

[57] 何才勇，姜自伟，吴卫源. 犁头草敷料治疗慢性骨髓炎的实验研究 ［J］. 临床医学工程，2010，17（11）：22-24.

[58] 张雷，郭玉成，石鑫，等. 梨头草提取物对四氯化碳致小鼠急性肝损伤的修复作用 ［J］. 中国老年学杂志，2017，37（7）：1605-1607.

[59] 温而良. "试用"犁头草"治疗"角膜实质炎及匐性角膜溃疡有效 ［J］. 江西中医药，1957（7）：57-58.

[60] 郭朝广. 犁头草食盐外敷治疗暑疖 ［J］. 广西卫生，1975（3）：38.

[61] 李孔雀，段永青. 龙葵犁头草外敷治疗甲沟炎 30 例 ［J］. 福建中医药，1999，30（6）：19.

[62] 郑晓辉，刘毓，张志强，等. 中草药犁头草内服外敷对慢性骨髓炎临床疗效的影响 ［J］. 广州中医药大学学报，2010，27（1）：6-9.

[63] 王学海，徐樟群. 犁头草对术后难愈性感染创口的影响 ［J］. 福建中医药，2012，43（3）：22-23.

[64] 贵阳市卫生局. 贵阳民间药草 ［M］. 贵阳：贵州人民出版社，1959.

[65] 浙江省革命委员会生产指挥组卫生办公室. 浙江民间常用草药：第一集 ［M］. 杭州：浙江人民出版社，1969.

第二章 瑶药材铁皮石斛多糖及其衍生物结构和活性研究

【摘要】目的：铁皮石斛具有较高的药用价值，拥有"药中黄金""救命仙草"的美誉。广西植物资源丰富，但野生铁皮石斛资源处于濒危状态，为了更好地开发应用铁皮石斛，本文对广西野生瑶药材铁皮石斛多糖进行了结构鉴定和活性研究。

方法：采用热水浸提法，得到粗多糖。通过单因素实验确定了提取温度、料液比及提取时间三种因素的水平，进而通过响应面实验探究多糖提取的最佳条件。粗多糖经过脱色、除蛋白，上柱分离，分别过 DEAE-52 纤维素柱和 Sephadex G-100 凝胶柱，分离纯化得到两个中性多糖组分（DOP1 和 DOP2），通过原子力显微镜、红外光谱、高效凝胶色谱、高效液相色谱、气质联用、核磁共振对多糖结构进行表征，并首次在广西铁皮石斛中分离到一种寡糖。对 DOP1 进行硫酸化和乙酰化修饰，取代度分别为1.20和0.64，红外光谱显示具有相应的特征峰。以抗坏血酸为对照，采用三种方法来评价多糖及其衍生物的抗氧化活性。以 5-氟尿嘧啶为对照，采用 MTT 法考察它们对癌细胞的抑制作用，其清除率或抑制率为修饰多糖＞粗多糖＞纯化多糖。对于不同的抗氧化实验或不同癌细胞，硫酸化修饰和乙酰化修饰各有高低，显示出不同的效果。

结论：本研究对铁皮石斛多糖的功能性研究和开发利用具有一定意义，为铁皮石斛相关产品的开发提供参考，为深入发掘广西道地药材的药用价值及经济价值奠定了基础。

【关键词】铁皮石斛；多糖；分离纯化；结构表征；化学修饰；抗氧化；抗肿瘤

第一节　绪　论

1　植物多糖的研究

植物通过光合作用合成糖，作为养料贮存在植物细胞中。植物体内许多基本生命过程都有糖类的参与，如提供能量、结构功能、生理代谢等。人参、枸杞等一些具有药用价值的植物中糖类含量丰富，甚至能占到植物干重的 80%。多糖以高分子的形式存在于植物体内，以多种单糖的不同位点连接在一起，其结构复杂，单糖间的连接顺序较难确定。

植物多糖具有抗氧化、抗肿瘤、调节免疫等多种生物活性。如金针菇多糖、大蒜多糖等可调节淋巴细胞，促进某些细胞因子的释放；猪苓多糖、仙茅多糖等可作用于巨噬细胞，调节免疫；防风多糖、竹笋多糖等可促进细胞因子释放，调节免疫因子的抗体作用。植物多糖无毒性，且可抑制肿瘤细胞的增殖，具有抗肿瘤效果。如低浓度的刺五加多糖和青果多糖能够抑制肉瘤细胞、肝癌细胞、宫颈癌细胞的增殖。如植物多糖具有抗病毒活性，海藻多糖针对丙型肝炎可产生抗病毒作用；金樱子多糖对呼吸道和胞病毒、柯萨奇病毒的抗病毒活性高于实验对照，可开发成新药物。枸杞多糖和红花多糖可抑制自由基活性，或与自由基前体反应，发挥抗氧化作用；虎杖多糖可清除 ABTS、DPPH 等自由基，防止氧化损伤。植物多糖具有降血压等作用，能够加强心肌供氧水平，改善血液循环，防止血管硬化。如石斛多糖和天麻多糖对高血压的降低呈剂量效应；灵芝菌丝体多糖对家兔血栓形成时间的延长效果显著，血栓长度明显减短。植物多糖通过抑制酶活性，加快糖分解，从而降低血糖含量。如三七多糖作用于糖尿病大鼠八周，血糖水平显著降低。植物多糖可修复免疫性肝损伤。如昆仑雪菊多糖适当剂量下能够修复水肿干细胞，减轻肝损伤，起到肝脏保护作用。植物多糖还具有抗辐射作用。如芦荟多糖作用于被辐射细胞后，能改善其活力，促进其增殖，减少细胞凋亡，同时促进一些关键因子的表达。

基于植物多糖资源丰富，低毒，且具有多种生物活性，其药理作用研究已成为国内外学者的研究重点，并试着推出多糖类的新药品或保健食品。虽然现在多糖的研究日益丰富，但是多集中于实验室的活性研究，几乎无临床实验。随着现代技术的发展和医药水平的进步，多糖的研究势必会朝着多领域的方向发展，为多糖的全面开发和绿色应用奠定坚实的基础。

1.1　多糖的提取

水提醇沉法是中药多糖提取最主要的方法。不溶于水的多糖用稀碱作为溶剂来提取，这类糖主要是含有半乳糖或木糖的胶类。先加入氢氧化钠溶液提取，离心后提取液加入醇溶液，多糖会沉淀在醇溶液中，过滤后冷冻干燥即得到植物多糖粗品。碱性多糖则用稀酸溶液提取。

对于黏多糖的提取，则有多种方法。在植物体中，黏多糖与蛋白质结合，以共价键的方式连接。若要提取出较纯的黏多糖，需要用蛋白酶水解蛋白或用稀碱处理，使共价键断开，释放出黏多糖。蛋白酶水解法需要加入专一性较低的酶，如木瓜蛋白酶、链霉素等，无论是何种蛋白都可水解，从而使黏多糖与蛋白分离开来。再通过水提后，提取液中含有黏多糖、残留蛋白及水解产物等，通过三氟醋酸沉淀残留蛋白，离心除去；透析袋除去水解产物及小分子杂质，醇沉后冻干即得。黏多糖与蛋白的结合键对碱不稳定，稀碱处理法可用低浓度的氢氧化钠溶液5℃低温处理，使共价键断裂，除去游离蛋白，再经醇沉、浓缩、冻干即得。

从不同的植物中提取多糖，需要根据植物多糖的性质确定提取溶剂。先用不同试剂对少量样品提取，观察多糖得率，再大剂量提取。用不同的提取溶剂提取得到的产物也不相同。为避免使用稀酸稀碱提取时造成糖降解，提取时间要短，使用稀酸时温度低于5℃，提取后要快速中和溶液；使用稀碱时要通氮气。

1.2　多糖的含量测定

苯酚硫酸法和蒽酮硫酸法是多糖含量测定常用的方法。其中蒽酮硫酸法具有快速简单的特点，常用于实验室中多糖含量的测定。0.05 g蒽酮加10 ml水混合，缓慢滴加浓硫酸至40 ml，得到显色试剂，再与多糖溶液混合后沸水浴10 min，多糖在高温中被硫酸水解脱水生成糖醛，产物与蒽酮反应，产物在620 nm有最大吸收。利用葡萄糖的标准曲线，可得样品多糖含量。

1.3　粗多糖除蛋白

用乙醇或其他溶剂沉淀得到的样品通常含有蛋白质。除蛋白的方法有以下几种：（1）用苯酚、氯仿等试剂沉淀蛋白而不沉淀多糖。酸性试剂的使用时间应短，温度不应超过5 ℃，以避免糖的降解。（2）Sevag法：向多糖溶液中加入 1/5 体积的三氯甲烷，再加入三氯甲烷 1/5 体积的正丁醇，剧烈振荡，使蛋白变性离心除去。该法不易破坏糖结构，但效率较低。（3）酶解法：多糖溶液中加入胃蛋白酶等蛋白质水解酶，将蛋白质降解除去。一般结合使用上述两种方法效果最好。（4）三氟三氯乙烷法：样品加入等体积三氟三氯乙烷，不断搅拌10 min，离心去掉有机层，重复几次可除去蛋白。（5）三氯乙酸法：向多糖溶液中加入 3％三氯乙酸，不断搅拌，直到溶液不再浑浊，5℃冷藏过夜，离心除去胶状沉淀即可。

一些含有酸性或碱性的多糖，会与蛋白质产生相互作用，虽然不是糖蛋白，但是也难除去。若要除去对碱稳定的结合糖蛋白，需加入硼氢化钾，用稀碱温和处理即可除去。

1.4　多糖分离纯化

1.4.1　季铵盐沉淀法

季铵盐能与酸性多糖形成沉淀。常用的季铵盐是十六烷基吡啶氢氧化物（CP-OH）和十六烷基三甲基溴化铵（CTAB）及其氢氧根（CTA-OH），见图 2-1-1。在低浓度的多糖溶液中，加入 1％～10％的 CTAB 或 CP-OH，并持续搅拌。中性多糖中可析出酸性多糖。

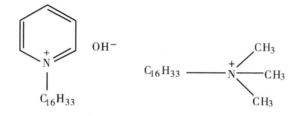

图 2-1-1 CP-OH（左）、CTA-OH（右）结构式

1.4.2 分级沉淀法

多糖在不同浓度的醇溶液中具有不同的溶解度。根据这个性质，将醇的比例由小到大加入多糖溶液，分别收集各个比例沉淀下来的多糖，反复溶解和沉淀，使用比旋光度或电泳等方法测定所得多糖物理常数，直至数值恒定，适用于溶解度有差异的多糖分离。为了防止多糖的分解，操作必须迅速。此外，还可以对多糖进行化学修饰，使其形成可溶于醇的甲基醚等衍生物，再进行沉淀分离。

1.4.3 离子交换色谱法

对普通的纤维素进行结构改性，将离子交换结合到纤维素色谱中，可用于多糖分离。黏多糖和酸性多糖常用阳离子交换纤维素 SE-纤维素等；中性多糖的分离常用阴离子交换纤维素 DEAE-纤维素等。离子交换色谱的分离效果与交换剂吸附能力有关，吸附能力的大小直接取决于多糖的结构。直链结构的多糖比含有支链的更易被吸附，同时，分子量越小，越不易被吸附。

1.4.4 凝胶柱色谱法

植物多糖的分离先使用孔隙小的凝胶，将盐等小分子与多糖分开，再将多糖溶液换到孔隙大的凝胶柱上进行分离。其洗脱过程分子量大的先出柱，分子量小的后出柱，期间需更换洗脱剂。

1.4.5 制备性区域电泳法

不同多糖所带电荷不同，则迁移速率不同，因此利用电泳的方法可将其分开。玻璃粉作为载体装柱，用硼砂水溶液平衡 3 天。将多糖电泳 5～10 h，载体洗脱、检测。区域电泳必须有冷却夹层，防止过热，所以一般只在实验室中使用。

1.5 多糖结构的表征

多糖是由许多单糖结合而成的，与蛋白质一样，都具有四级结构，每级结构都与其生物活性密切相关。现在的研究大多集中在一级结构，如分子量，单糖的种类、比例以及连接方式等。与蛋白质的一级结构相比，多糖的糖链更加复杂，因为单糖的种类有 200 多种，每种单糖又有不同的连接方式，使得糖链的结构研究更加繁琐，一般需要多种实验相结合才能够得出正确的多糖链结构。

1.5.1 纯度测定

高分子化合物并不是均一的一种物质，每个多糖的分子长度并不相同。所谓纯度是指一定分子量范围内。多糖链长的平均分布。

（1）超离心法。多糖的分子大小不同、形状不同，在离心力场中移动的速率不同。将多糖溶液超离心，对其间隔照明，单峰则为纯品。

（2）高压电泳法。化学方法制成的多糖硼酸络合物，在电场中的移动速度不同，可采用高压电泳测定络合物是否相同。电泳一般使用聚丙烯酰胺凝胶、玻璃纤维纸等作为支持体，pH 值为 9.3～12 的适当浓度的硼砂溶液作为缓冲液，电泳时间 30～120 min，与制备性区域电泳一样，高压电泳也需要有冷却夹层，以确保体系低温。电泳后的显色反应常用茴香胺硫酸溶液等试剂。

（3）凝胶柱色谱法。凝胶柱也可用于纯度检测，将 Sephadex、Sephacryl 等凝胶用水搅拌上柱，洗脱剂为低浓度的氯化钠溶液或吡啶和乙酸的混合缓冲溶液，洗脱后进行颜色反应，绘制洗脱曲线，若曲线只有一个主要峰，则证明多糖为纯度较高的糖。

（4）旋光测定法。若多糖在不同醇浓度沉淀下来的比旋度相同，则为纯品。

（5）其他方法。测定不同批次分离的多糖的某一官能团，如羧基、氨基等，若 2 次多糖所含官能团摩尔比相同，则为纯品。

1.5.2 分子量的测定

在现代分析测试技术之前，大多使用黏度法、沉降法等物理方法测定高分子化合物的分子量。现代测定高分子化合物通常使用的仪器是质谱仪。早期最常使用的是电子轰击质谱，但对某些不稳定易分解的化合物，不能得到分子离子峰，所以要将多糖制成乙酰化等衍生物再进行测定。随着科技进步发展起来的场解析质谱等已经解决了这些问题，不仅适用于高分子量的化合物，对低分子量的同样适用。最新的基质辅助激光解析电离质谱等更为简单方便，尤其适用于多糖分子量的测定。甲基化法和过碘酸氧化法等化学分析方法也可测定分子量。

1.5.3 单糖组成的鉴定

单糖及摩尔比也是多糖中的重要检测指标。早期的方法是将多糖链水解，通过色谱的方法确定糖的种类和比例，一般使用纸色谱或薄层色谱。现代测试多用气相色谱和液相色谱，将多糖用酸水解，再进行单糖衍生化反应，加上发色基团，以便检测器检测。同时需要各个标准单糖作为对照，可将一种标准单糖作为内标，气相或液相的峰面积之比即为单糖摩尔比。

1.5.4 单糖绝对构型的测定

现代研究发现天然界中的某些单糖存在对映异构体，这是早期研究未发现的，所以在单糖测定时，还要测定其绝对构型。主要方法有以下几种。

（1）气相色谱法。一种单糖包括 D、L 两种构型，是一对对映异构体，一般化学方法不能将其分开，但若在单糖分子上加上一个具有相同手性的化合物，使其变成非对映体，再通过气相色谱测定衍生物前后的比移值，就可得出单糖的绝对构型。半胱氨酸甲酯盐酸盐是气相色谱中常用的手性试剂，反应过程见图 2-1-2。

（2）高效液相色谱法。与 GC 相同，高效液相色谱法也是在分子上引入具有手性中心的化合物，使原来的一对对映异构体变成非对映异构体。常用的试剂是苯基乙基胺，反应过程见图 2-1-3。

（3）手性柱色谱法。一般化学方法不能将对映体分开，但可以借助手性柱将一对对映异构体分开。在色谱进样检测前需要使用化学试剂进行衍生化反应，色谱柱则要使用手性柱。此法步骤稍繁琐，还需特殊的手性柱，一般并不常用。

（4）手性检测器法。一种单糖的 D、L 型是确定的左旋或右旋，旋光检测器可以测出单糖的旋转方向，进而确定糖的绝对构型。该方法结果准确，但是旋光检测器价格昂贵，还需要购买适用于分离单糖的色谱柱，所以也不常用。

（5）旋光比较法。多糖酸水解后得到单糖，用旋光检测器检测旋光方向即可得绝对构型。若水解得到的单糖两种构型都有，则不能确定某种构型的单糖来自多糖的哪个位置，还需分步水解的方法进一步分析。但是采用旋光比较法需要大量的样品。

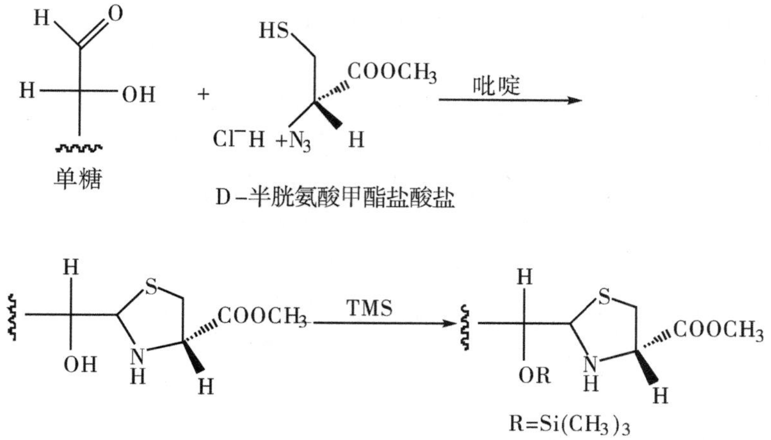

图 2-1-2　单糖与 L-半胱氨酸甲酯盐酸盐反应式

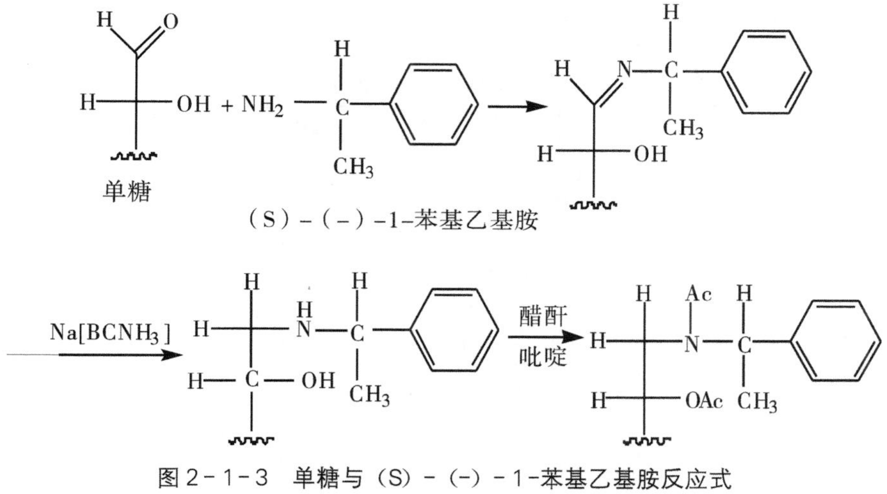

图 2-1-3　单糖与（S）-（-）-1-苯基乙基胺反应式

1.5.5　多糖的核磁共振性质

（1）氢谱性质。与小分子的化合物相比，糖的信号归属比较困难，一是糖的氢谱信号范围较窄，二是多糖中氢的类型非常多。多糖溶于 D_2O 测定，会产生一个位于端基质子信号区域的 HDO 残峰，影响解谱，但若升高测定温度，则该信号向高场移动，即可避免对解谱的影响。在二维核磁共振谱解析中，首先根据 1.0 左右的峰推测甲基五碳糖的种类、数量和连接位置，由端基质子信号推断单糖的种类及连接方式，再通过偶合常数推测苷键构型。优势构象的吡喃型糖，端基质子和 H-2 都是竖键，偶合常数为 2～4 Hz，苷键构型为 β-D 或 α-L；呋喃型糖不能根据偶合常数判断苷键构型，因为其偶合常数始终是 0～5 Hz。

（2）碳谱性质。多糖中碳的种类很多，碳谱也比较复杂，具体实例需具体分析。

部分易于辨认的化学位移，如 18 处为甲基碳化学位移，据此判断端基的单糖；62 处是亚甲基醇的化学位移，68~85 处是次甲基醇的化学位移；而端基碳的化学位移在 95~105 附近。端基差向异构体化学位移相差较大的葡萄糖、木糖、阿拉伯糖等，可据此推断其相对构型，而差别较小的甘露糖、鼠李糖等，其构型则不能确定。根据偶合常数可判断吡喃糖苷键构型，160 Hz 是 $\beta-D$ 或 $\alpha-L$ 构型；170 Hz 为 $\alpha-D$ 或 $\beta-L$ 构型。

1.5.6　多糖连接位置的确定

现在实验室常用的推断单糖连接位置的方法是甲基化法。在冰浴中添加碘甲烷进行甲基化反应，将多糖链上的羟基甲基化，用低浓度的酸对多糖水解，用硼氢化钠还原后，再加入吡啶乙酸酐进行乙酰化反应，将还原后的羟基乙酰化，最后用气质联用仪分析，也可以通过单糖数据库检索连接方式。但仍然不能确定多糖链的准确连接顺序，多糖反应的同时需要各种标准单糖作为对照。

除此之外，还有甲醇解法和 Smith 降解法。甲醇解会减少水解物中 α、β 异构体的数量，结果通常使用气相色谱糖的苷键构型，但甲醇解过程中，部分糖连接位点也会被甲基化，见图 2-1-4，所以应用较少。Smith 降解过程中糖链裂解碎片较多，分析过程困难，故较少应用。

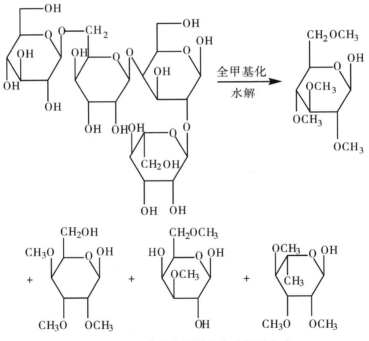

图 2-1-4　多糖全甲基化和水解反应式

1.5.7　糖链连接顺序的确定

现代测试技术未发展之前，部分水解法使用广泛，经酸水解或甲醇解的产物判断连接顺序。一般情况下水解试剂浓度要低，避免糖发生聚合反应。

现代常用一维和二维核磁共振技术分析糖链结构。通过各种相关谱推断亚甲基和次甲基的化学位移及糖链各个位置上的质子，再确定单糖的连接位点和连接顺序等。在多糖的推断中，核磁的各种图谱要结合使用、综合分析，单一图谱并不能准确得出结果,其中碳和氢的信号归属是极其重要的,信号归属关系到整个糖链图谱的解析。在碳谱中,弛豫时间的分析也很重要。不同类型碳的弛豫时间各不相同,由此可以看出糖链不同侧面的糖,也可以辅助解决碳信号的归属问题。

在质谱分析中,不同类型的单糖,其裂解丢失的质量各不相同,由此结合裂解规律和裂解碎片可以反推糖的连接顺序;若多糖所含有的为同一类型的糖,则不能推断连接顺序。

2 铁皮石斛的研究概述

2.1 铁皮石斛植物研究概述

铁皮石斛(*Dendrobium officinale*)为多年生附生型草本兰科植物,生长于高海拔的阴湿山地上,分布在我国的浙江、福建、广西、安徽、云南、四川等地,是中医常用的药材。野生铁皮石斛需要较苛刻的生长环境,其种子极细小,在自然野生状态下萌发率只有10%~17%,且萌发的必要条件是与真菌共生,再加上其生长过程缓慢,铁皮石斛已被列为我国重点保护的珍稀濒危药用植物。《神农本草经》中记载,石斛可舒缓肠胃、轻身延年,有"中华九大仙草之首"的美称。传统中医药理论认为石斛益胃生津、滋阴清热,可用于治疗阴虚发热、筋骨萎软等病症。

21世纪,身体健康已是人类的共同追求,铁皮石斛具有极高的保健价值,需求量急剧增加,使得广西野生铁皮石斛资源状况堪忧。广西的野生石斛总量很少,主要分布于玉林、贵港、桂平、巴马、西林、平乐、博白、环江等地;在乐业县的雅长兰科植物国家级自然保护区内生长着极其丰富的野生兰科植物,102种兰科植物中包括8种石斛,却未发现有野生铁皮石斛;河池市环江毛南族自治县的木论自然保护区的野生铁皮石斛资源处于濒危状态,总量不超过50 kg。随着种植技术的进步和发展,人工栽培铁皮石斛已初具规模。但目前广西铁皮石斛市场仍存在一系列问题,如原料市场鱼龙混杂、种植基地虚实难辨、无统一质量标准等,这些问题影响着铁皮石斛市场的发展。

铁皮石斛含有多糖、生物碱等成分,其中多糖含量最高,且关系到药材的品质。铁皮石斛不同部位多糖含量不同,另外,多糖含量与其产地、生长年限和生长条件也有关。目前铁皮石斛的研究主要是对有效成分提取工艺的研究,包括多糖的分离纯化方法。水提物包含糖类、蛋白质、无机盐等成分,并不能在分子水平上阐述其具体成分的药用机理,结构与活性关系尚不明确。因此本研究选取广西野生铁皮石斛,提取、分离、纯化其中多糖,进行结构研究,并探究多糖及其衍生物的生物活性,以确保铁皮石斛多糖产品的品质,为今后的药品的鉴别分析和监管提供科学依据。

2.2 铁皮石斛多糖研究

2.2.1 铁皮石斛多糖的提取方法

多糖是铁皮石斛的有效成分,也是鉴别铁皮石斛品质优劣的重要指标。《中国药典》(2015年版)记载了铁皮石斛多糖含量的检测方法及标准,规定多糖含量不得低于25%。

(1)浸提法。多糖常用热水浸提,再用高浓度乙醇将溶解于水中的多糖沉淀析出,加水复溶后经冷冻干燥即得,操作简单。吴迪等采用水提法提取铁皮石斛多糖,用正交实验考察提取因素,通过苯酚硫酸法和DNS法分别检测总糖和单糖的含量,最优工艺多糖平均提取率为 55.2%；并采用同样方法提取棒节石斛叶和茎中的多糖，以提取多糖质量为指标，结果表明茎多糖含量大于叶多糖，平均提取率为 60.6%。

（2）超声提取法。超声波的空化效应和震动可将细胞壁破坏，增强溶剂穿透力，从而使胞内成分快速提取出来。刘艳艳等通过超声辅助提取霍山石斛多糖，利用 Design-Expert 软件设计实验，考察多糖提取率的影响因素，并通过响应曲面中观察各影响因素之间的关系，结果发现最优工艺是先将料液比 1∶30 的石斛粉末在81℃水中浸提 2 h，然后在423 W超声下提取 8 min，此工艺下每克石斛粉末可得19.96 mg多糖，提取率比热水浸提法高出 1.7 倍。

（3）微波提取法。微波作用可以加快分子运动速率，活化分子状态，使胞内有效成分加速溶出，达到微波提取效果。尚喜雨等使用该法提取多糖，通过对正交结果的方差和显著性分析得出，影响提取率最大的因素是微波功率，其次是 pH 值和微波时间，最佳提取条件的平均提取率为 17.48%。

（4）闪式提取法。闪式提取法是近些年新兴的提取方法。干药材在闪式提取器中被机械剪切，并不断搅拌，使药材组织细胞破裂，呈现细微的粉末状，在溶剂存在及负压的状态下，有效成分更多地溶入提取剂中，达到提取的效果，提取剂用量小且提取效率高。蔡兴等使用该法提取石斛叶多糖，通过软件设计实验方案，利用响应曲面和方差显著性分析，探究不同因素对提取率的影响，同时考察了另外两种提取方法的利弊。三种提取方法最终提取率虽相差不大，但闪式提取法所用时间极短，且温度为室温，更能保证所提多糖的质量，使之不易分解，效率更高。

（5）酶解法。温度过高或提取时间过长可能会影响所提多糖的结构，为避免出现这种情况，使用酶解法可加速胞内有效成分的溶出。杨岩等使用 α-L-鼠李糖苷酶来提取石斛多糖，通过单因素实验探究三种因素对多糖提取率的影响，在 40℃下加入 2.5%的酶量进行60 min的酶解，最终多糖提取率为 38.4%，相同条件下若不加酶进行提取，多糖提取率为 21.7%，实验表明通过加入酶可明显提高石斛多糖的提取率，且不会对多糖结构造成影响。尚喜雨利用正交实验分别考察了水提和酶提法的多糖提取率。在水提法的最佳条件，即在 100℃按料液比 1∶80 提取 2 小时，提取 2 次，多糖平均提取率为 12.07%；在酶提法的单因素实验中，只加木瓜蛋白酶多糖提取率是 17.46%，只加纤维素酶多糖提取率为 18.89%，两种酶各加一半时提取率达到 20.84%，最优工艺平均提取率为 26.49%。相比水提法，酶解法大大提高了多糖提取率，且不同的酶具有不同的效果。

2.2.2 铁皮石斛多糖分离纯化

无论何种方法提取的多糖均含有一些水溶性杂质，如蛋白质、色素、被分解的糖链及无机盐等小分子物质，它们对多糖的纯度、理化性质和活性都有一定的影响，甚至在活性测试时不能确定是何种物质发挥作用，所以提取的多糖首先要进行除杂。通常分三部分除去，首先是除去色素，然后除去蛋白质，再通过透析除去无机盐等小分子物质，最后再进行多糖的分离纯化过程。

李国涛等利用单因素实验及正交实验，考察活性炭对石斛多糖的脱色效果并探究最佳工艺，结果表明活性炭的脱色效果良好，最佳脱色条件是加入多糖溶液体积分数 0.5%的活性炭，在 70℃下振荡60 min，通过比较脱色前后吸光度得出脱色率为

71.64％，通过比较脱色前后多糖含量得出多糖保留率为 87.29％，证明活性炭可用于石斛多糖的脱色。严婧等通过单因素实验和响应面实验探究不同方法的除蛋白率，并得出最佳除蛋白工艺，结果表明，与单独使用 Sevag 法或胰蛋白酶或木瓜蛋白酶相比，胰蛋白酶联合 Sevag 法的除蛋白率最高，证明使用 Sevag 法和酶结合可以取得最优效果。

华允芬对采自云南的三种石斛进行研究，通过 Sevag 法除去蛋白质，再将三种粗多糖分别过 DEAE 纤维素柱，三种石斛均得到水洗脱部分的一种中性多糖和氯化钠洗脱部分的五种酸性多糖，但含量各有不同；凝胶柱色谱显示三种中性多糖为均一组分多糖。宾宇波等利用活性炭进行脱色处理，向多糖溶液中加入 0.3％的活性炭，在75℃振荡 1 h 进行脱色，得到无色透明的多糖溶液，再用 Sevag 法除蛋白，最后将单糖及无机盐等小分子利用透析袋透析除去。多糖通过柱层析分离得到 4 个多糖组分。

2.2.3　铁皮石斛多糖的结构表征

研究生物活性的重要前提是多糖结构的确定。铁皮石斛多糖含有甘露糖、葡萄糖和半乳糖，以及少量的阿拉伯糖、木糖和鼠李糖。二级结构主要以 $1,4-\alpha-D-Glcp$、$1,4-\beta-D-Glcp$、$1,4-\alpha-D-Manp$ 或 $1,4-\beta-D-Manp$ 为主链。目前从铁皮石斛中纯化得到的多糖，完全表征出结构的非常少，这可能与单糖组成相近有关，已知的含有葡萄糖、甘露糖和半乳糖，均为六碳糖，结构解析时难以确定其连接方式和顺序，此外由于存在支链，使得解析更为困难。

王琳炜等对霍山铁皮石斛提取分离的多糖结构进行了研究，通过 GC 分析得出Man：Glc：Gal＝1：0.42：0.27；红外光谱显示有明显的糖类特征峰，并出现吡喃糖环结构的吸收峰，刚果红实验证明所得多糖含有三股螺旋链构象。龚庆芳等实验证明铁皮石斛多糖含量高于相同条件下其他七种石斛，HPLC 图表明七种石斛均含有 D-Man、Glc、Gal 和 Ara，但摩尔比则各不相同。罗秋莲等得到四个铁皮石斛多糖组分。高效凝胶色谱显示四种组分均为纯度较高的多糖，且相对分子质量都在 5000 左右；PMP 试剂衍生后高效液相色谱结果表明四种多糖均含有 D-Glc 和 D-Man，但所含比例各不相同，另外第一种多糖还含有葡萄糖醛酸，是一种酸性多糖；IR 结果显示四种糖均具有 β-吡喃糖环结构。宾宇波同样分离得到 4 种铁皮石斛纯多糖组分，其中 DOP除了含有 Man 和 Glc，还含有 L（＋）-Rha，其单糖摩尔比为 1.936：0.691：0.856，红外显示为一种中性多糖；通过黏度法实验测得其黏均分子量为 48.83×10^3；通过高碘酸反应得到单糖连接位点的比例，多糖中 1,6 键连接或 1 位连接的比例占 4％，1,2或 1,4 位连接的比例占 52.1％，1,3 位连接的占 44.9％。各文献报道的石斛多糖单糖组成、构型、摩尔比、连接方式等均有不同，可能与原料的产地、提取及纯化方式不同有关。

2.3　铁皮石斛多糖化学修饰研究

天然植物中含有大量的多糖，但并不是所有的天然多糖均有活性。一些天然多糖因其结构和理化性质等因素，如黏度大、水溶性差、分子量过大等，不能穿透细胞膜进入细胞发挥作用。多糖的生物活性与其分级结构和理化性质息息相关，结构修饰可解决多糖本身性质问题。

多糖化学修饰，即在多糖分子上引入新的活性基团。硫酸化修饰具有廉价、易于操作的优点。硫酸化多糖中广泛研究其抗凝血作用，目的是找到肝素的类似物。多糖的乙酰化修饰也称为前沿方向，其修饰多用于抗氧化和调节免疫方面的研究。如通过修饰向黑灵芝多糖中引入乙酰基，改变其构型和活性位点，可使有效基团暴露出来，从而提高与某些受体的作用概率，起到抗氧化免疫作用。

童微等通过化学方法对所提多糖进行三种修饰，探究不同的修饰产物对RAW264.7巨噬细胞的免疫活性影响。红外和取代度结果显示三种修饰均已成功，其中硫酸化和羧甲基化产物的中性糖含量降低，但其分子量却显著增加；活性实验结果表明硫酸化和脱乙酰化作用明显相反，羧甲基化多糖则出现抑制作用，说明并不是所有的化学修饰都可以提高免疫活性。对于某一生物活性，并不能预测何种修饰会出现明显效果，需考察各种修饰产物才能得以判断。硫酸化铁皮石斛多糖的氯化钡-明胶测定取代度结果显示修饰成功；高效凝胶色谱结果显示硫酸化的修饰产物分子量均明显增加；通过核磁共振波谱分析得出 S5B 硫酸化主要在 1,4 连接和末端连接葡萄糖的 C6 位置发生取代，而 S32S 取代发生位点较多，分别为 1,4 位连接木糖的 C6 位、1,2,4 连接木糖的 C3 位、4-甲氧基-葡萄糖醛酸的 C3 位和 1,4 连接葡萄糖的 C6 位；生物活性结果表明，低浓度的两种硫酸化多糖可抑制细胞管腔形成及细胞迁移活性，而在较高浓度1 mg/ml时对人体正常细胞没有毒性。

2.4 铁皮石斛多糖活性研究

大量文献研究发现，多糖具抗氧化、抗肿瘤、提高免疫力、抗病毒、降血糖以及延缓衰老等生物活性。Huang 等研究发现铁皮石斛多糖能够增强体内过氧化氢酶、谷胱甘肽过氧化物酶和超氧化物歧化酶，从而降低丙二醛在肝脏、胸腺及血清中的含量；铁皮石斛多糖能够增强机体免疫能力，其原理是杀伤淋巴因子激活的细胞，又能促进白介素-2（IL-2）、IL-4、IL-6、IL-12 等细胞因子的释放，加快巨噬细胞、T 细胞、B 细胞的增殖，调节免疫活性。Li 等发现铁皮石斛多糖可以抑制鼠糖尿病视网膜病变，通过多糖降低细胞因子 IL-6 以及 TNF-a 的释放，对内皮细胞生长因子的释放产生抑制来实现。传统中医药理论和现代研究证明多糖能够抑制肝癌细胞和淋巴瘤的增殖。1971 年 Folkman 提出肿瘤细胞的增殖依赖新生血管的生成。有研究发现，硫酸化岩藻依聚糖和硫酸化乌贼墨多糖可以抑制血管生成，对肿瘤细胞产生抑制作用。

3 本文研究思路及主要内容

3.1 研究思路

广西具有极少的野生石斛资源，同时人工种殖石斛充斥市场，鱼龙混杂，为确保铁皮石斛产品的品质，加强对石斛产品进行有效的分析鉴别和监管，因此选取广西野生铁皮石斛进行科学研究。近年来石斛研究成果日益丰富，但大多仍集中在多糖的提取工艺和纯化方法，对于多糖的准确结构有待讨论，且纯化多糖的构效关系研究较少，作用机理尚不明确，同时多糖的修饰效果也有待深入研究。

基于上述铁皮石斛研究概况，本课题探究水提多糖的最佳条件；通过柱层析分离多糖；采用物理和化学方法鉴定其结构；通过化学修饰在多糖上引入小分子，改变多糖溶解性，增加生物活性。对多糖进行硫酸化和乙酰化修饰，考察多糖及修饰多糖的抗氧化性和肿瘤抑制活性。通过以上研究为铁皮石斛栽培和开发利用奠定基础，为规范市场、质量鉴定提供理论支持。

3.2　主要内容

通过广西野生铁皮石斛药材提取多糖；通过响应面试验得到最佳提取工艺；粗多糖通过交换树脂脱色，Sevag 法除蛋白，再经过纤维素层析柱及葡聚糖凝胶柱进行分离纯化工作，冷冻干燥得到纯化多糖；采用原子力显微镜、核磁共振、气质联用等现代技术确定多糖结构。

通过硫酸化和乙酰化修饰得到衍生物，通过红外光谱检测化学修饰是否成功，通过标准曲线测定取代度，以此考察化学修饰效果；对多糖及衍生物进行 ABTS 自由、羟基自由基、总还原力三个体外抗氧化实验。通过 MTT 方法探究石斛多糖及其衍生物对肿瘤细胞的抑制作用。

3.3　创新点

（1）以广西野生铁皮石斛为原料，提取鉴定多糖结构。根据报道文献，虽有不同产地铁皮石斛多糖提取，但未涉及广西野生铁皮石斛多糖的结构鉴定，或未标明原料产自广西野生。本课题首次研究了广西野生铁皮石斛多糖及修饰衍生物结构，并探讨了多糖及衍生物抗氧化和肿瘤抑制活性。

（2）通过柱层析从粗多糖总分离得到一种寡糖，这是其他研究中未发现的。某些寡糖同样具有降血糖、抗氧化等多种生物活性，且植物来源寡糖的研究也越来越多。从石斛中分离得到寡糖，丰富了广西铁皮石斛的研究，对广西铁皮石斛的发展有一定意义，为进一步开发应用广西铁皮石斛提供相关技术资料和理论依据。

第二节　铁皮石斛多糖水提法条件优化

铁皮石斛多糖含量较高，是其主要成分，对生物活性有着重要影响。铁皮石斛品质的评价指标就是多糖的含量，《中国药典》（2015 年版）中也明确规定了含量测定方法。本节采用水提法提取广西野生铁皮石斛多糖，并用显色法测定其含量。通过实验探究最佳提取条件，旨在建立多糖提取的标准。

1　仪器与试剂

实验所用的仪器、试剂见表 2 - 2 - 1、表 2 - 2 - 2。

实验所用试剂均为分析纯。铁皮石斛样品于 2018 年采自广西恭城瑶族自治县，经广西中医药大学壮瑶药重点实验室鉴定为铁皮石斛。

表 2 - 2 - 1　主要仪器

仪器	厂家
粉碎机	浙江大鹏机械有限公司
AUW 320 电子天平	日本岛津仪器公司
RE - 3000 旋转蒸发仪	上海亚荣生化有限公司
超声波清洗机	洁盟清洗设备有限公司
SHB - ⅢG 循环水式真空泵	郑州长城科工贸
离心机	上海安亭科学仪器厂
Multiskan Go 酶标仪	美国赛默飞公司
LGJ - 10 真空冷冻干燥机	北京松源华兴科技发展有限公司
DLSB - 5/10 低温冷却液循环泵	郑州长城科工贸
HH 数显恒温油浴锅	常州国宇仪器制造有限公司
DGH - 9620A 电热恒温鼓风干燥箱	上海一恒科学仪器有限公司

表 2 - 2 - 2　主要试剂

试剂	厂家
无水乙醇	成都科隆化学品有限公司
硫酸	阿拉丁生化科技有限公司
蒽酮	国药集团化学试剂有限公司
氯仿	成都科隆化学品有限公司
正丁醇	阿拉丁生化科技有限公司
葡萄糖	国药集团化学试剂有限公司

2　实验方法

2.1　铁皮石斛粗多糖提取

将铁皮石斛茎切成小段，在烘箱中干燥后粉碎。按 1：30 的比例加入水，在 70℃ 下提取 2 h，提取 2 次，浓缩提取液，加入适量乙醇使最终浓度为 80%，冷藏过夜，将溶液离心，沉淀复溶于水，冷冻干燥即得多糖粗品。

2.2　铁皮石斛粗多糖含量测定

配制 0.1 mg/ml 葡萄糖标准溶液。按表 2-2-3 进行实验，各试剂混合后置于沸水浴中 10 min，用酶标仪测定 620 nm 吸光度，绘制标准曲线，回归方程为 $y=5.335x-0.0174$，$r^2=0.9962$，结果见图 2-2-1。取 0.1 mg/ml 粗多糖溶液 1 ml，加入 4 ml 蒽酮-硫酸。沸水浴 10 min，测定吸光度。根据标准曲线公式计算浓度及多糖含量。

表 2-2-3　标准曲线实验

编号	1	2	3	4	5	6
葡萄糖标准溶液（ml）	0	0.2	0.4	0.6	0.8	1
去离子水（ml）	1	0.8	0.6	0.4	0.2	0
蒽酮-硫酸试剂（ml）	4	4	4	4	4	4

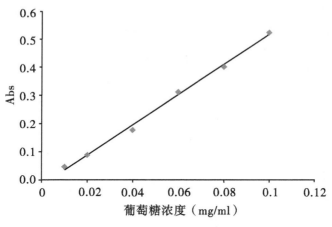

图 2-2-1　葡萄糖标准曲线

2.3　水提法单因素实验

选取提取次数、温度、液料比和时间分别进行单因素实验，考察各个条件下多糖提取率的变化。

2.4　响应面对水提法实验条件的优化

响应面实验以多糖提取率为指标，在减小实验组别数量的同时，设计出包含各因素的合理的实验方案，最终得到各实验组的数据。采用回归方程来表示影响因素与响应值之间的关系，通过方差分析、显著性和 3D 曲面分析得到各因素影响次序、各因素之间的作用关系等，最终模拟最佳实验条件。响应面因素与水平设计见表 2-2-4。

表 2-2-4　铁皮石斛提取多糖响应面设计因素水平表

因素	水平		
	−1	0	1
A 温度（℃）	60	70	80
B 料液比（g：ml）	1：20	1：30	1：40
C 时间（h）	1.5	2	2.5

3　结果与讨论

3.1　多糖提取率及含量测定

实验多次采用热水浸提法提取，总共加入原料铁皮石斛粉末100 g，冻干得到粗多糖31.65 g，多糖提取率为31.65％。与其他研究相比，茎中总多糖稍高于云南产石斛，更高于其他品种石斛，说明广西野生石斛品质较好。

多糖样品显色后吸光度为0.273，计算多糖含量为42％。结果表明粗多糖仍含有一半以上的杂质，最有可能为蛋白质、无机盐等物质，说明对粗多糖继续纯化是有必要的。

3.2　单因素实验结果

3.2.1　提取次数对提取率的影响

取石斛粉末0.5 g，共 5 份，料液比为 1：30，于70℃下提取2 h，5组分别提取1～5 次，计算各组提取率，结果见图 2-2-2。提取 1 次的提取率为 25.94％；提取2 次以后，提取率维持在 35％左右，尽管次数增多，但提取率基本保持不变，证明多糖已完全提取出来。故选择实验提取次数为 2 次。

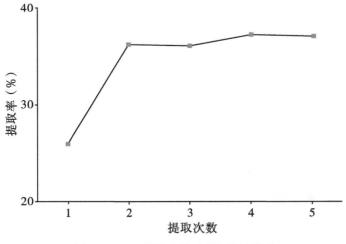

图 2-2-2　提取次数对提取率的影响

3.2.2　提取温度对提取率的影响

取石斛粉末0.5 g，共 5 份，料液比 1：30，提取 2 h，分别在 50℃、60℃、70℃、80℃、90℃下各提取 2 次，结果见图 2-2-3。在50～70℃之间，随着温度的升高，提取率增加，70℃时提取率最高，为36.72％。80～90℃提取率略有下降。说明温度越高，越能破坏细胞壁，使多糖更多地溶解到水中，但温度过高会使多糖降解，故选取60 ℃、70 ℃、80 ℃三水平继续进行优化。

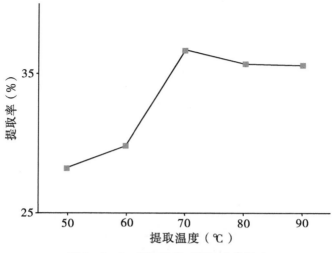

图 2-2-3　提取温度对提取率的影响

3.2.3　料液比对提取率的影响

取0.5 g石斛粉末，共5份，70℃提取2 h，分别按1∶10、1∶20、1∶30、1∶40、1∶50的料液比例加水各提取2次，结果见图2-2-4。料液比为1∶10时，提取率仅为19.79%，提取剂过少，与石斛粉末接触面积小，提取率相对较低；之后呈现增加的趋势，提取剂过多，多糖分散，且浓缩时间增长，破坏了多糖结构。故选取料液比1∶20、1∶30、1∶40进行优化。

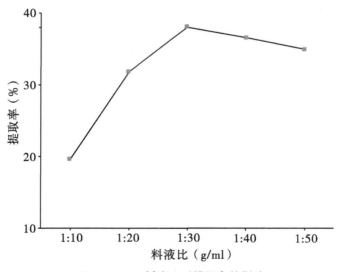

图 2-2-4　料液比对提取率的影响

3.2.4　提取时间对提取率的影响

取0.5 g石斛粉末，共5份，按1∶30加入水，70℃下分别提取0.5 h、1 h、

1.5 h、2 h、2.5 h，各提取 2 次，考察提取时间的影响，结果见图 2-2-5。随着时间的增加，提取率随之上升，推测在 2 h 后达到最高，但多糖受热时间过长会使糖链分解，故选取 1.5 h、2 h、2.5 h 进行优化。

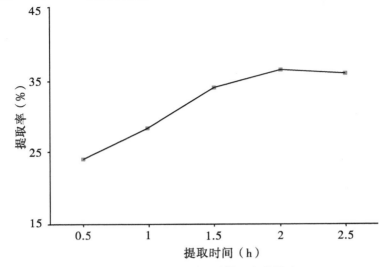

图 2-2-5　提取时间对提取率的影响

3.3　响应面实验结果及分析

按表 2-2-5 进行实验，通过软件对各组得率进行统计分析，得到多糖提取率与提取因素的回归方程为 $Y=38.35-2.26A+2.80B+1.25C+2.76AB+1.72AC+0.52BC-4.45A^2-2.21B^2-2.31C^2$。

表 2-2-5　铁皮石斛多糖提取响应面实验结果

编号	A 温度	B 料液比	C 时间	提取率（%）
1	−1	0	1	33.56
2	1	−1	0	23.74
3	−1	0	−1	33.78
4	0	0	0	38.44
5	0	1	−1	35.24
6	−1	−1	0	34.11
7	1	0	1	32.82
8	0	0	0	37.42
9	1	0	−1	26.18
10	0	0	0	39.04
11	0	1	1	38.08
12	0	−1	1	31.38
13	0	0	0	38.96
14	0	0	0	37.89
15	−1	1	0	34.12
16	1	1	0	34.78
17	0	−1	−1	30.62

　　各组因素的方差和显著性分析如表2-2-6所示。软件模拟出的提取模型极显著，失拟项不显著，$R^2 = 0.9895$，$R^2_{Adj} = 0.9760$，表明模型与实际提取实验相似度较高且误差较小，可分析和预测不同条件下多糖提取率，可用于铁皮石斛多糖提取率的分析。

　　由表中显著性可知，温度一次项、温度二次项、料液比一次项、料液比二次项、时间二次项、温度料液比项极显著（$P < 0.001$），时间一次项、温度时间项显著（$P < 0.01$），料液比时间项不显著（$P > 0.05$）。根据F值大小可知，料液比对多糖提取率影响最大，其次是温度，时间影响最小。

　　响应曲面和二维等高线反映的是因素与因素之间的相互作用对最终提取率的影响。图2-2-6中曲面坡度较陡，等高线呈椭圆形，且两个因素是极显著的关系，说明坡度越陡，因素间交互作用越明显，其中的中心点即为铁皮石斛多糖提取率的最大值。在等高线图中，两个因素相互作用明显则显示为椭圆形，相互作用不明显则为圆形。图2-2-7的3D曲面坡度小于图2-2-6，图2-2-8的曲面图坡度均小于图2-2-6及图2-2-7；图2-2-7的等高线更接近于圆形。3D曲面和等高线结果与显著性相符合。根据软件预测70.3℃料液比1∶36.9下提取2.18 h，提取率为39.51%。在70℃料液比1∶37下提取2.18小时进行重复实验，多糖平均提取率是39.38%，说明该条件可用于石斛多糖的提取。

表2-2-6　回归模型方差分析及显著性

方差来源	平方和	自由度	均方	F值	P值	显著性
模型	298.26	9	33.14	73.17	<0.0001	***
A-温度	40.73	1	40.73	89.91	<0.0001	***
B-料液比	62.55	1	62.55	138.10	<0.0001	***
C-时间	12.55	1	12.55	27.71	0.0012	**
AB	30.42	1	30.42	67.15	<0.0001	***
AC	11.76	1	11.76	25.97	0.0014	**
BC	1.08	1	1.08	2.39	0.1622	
A²	83.52	1	83.52	184.39	<0.0001	***
B²	20.54	1	20.54	45.35	0.0003	***
C²	22.49	1	22.49	49.66	0.0002	***
残差	3.17	7	0.45			
失拟项	1.24	3	0.41	0.85	0.5330	
纯误差	1.93	4	0.48			
总误差	301.43	16				

　　注：* 为 $P < 0.05$，** 为 $P < 0.01$，*** 为 $P < 0.001$

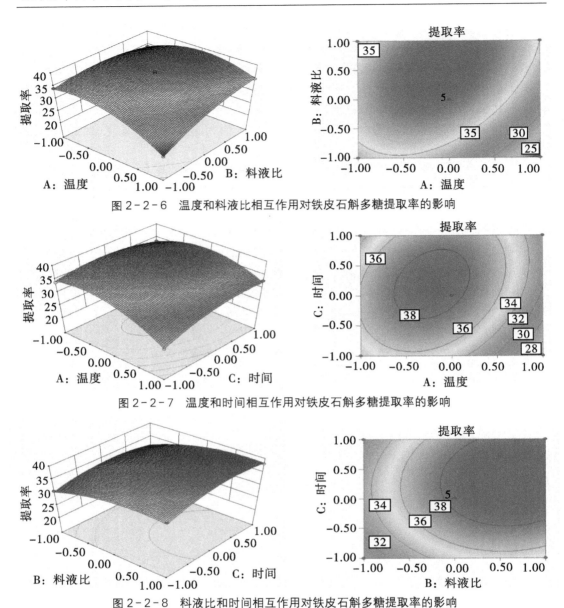

图 2-2-6　温度和料液比相互作用对铁皮石斛多糖提取率的影响

图 2-2-7　温度和时间相互作用对铁皮石斛多糖提取率的影响

图 2-2-8　料液比和时间相互作用对铁皮石斛多糖提取率的影响

4　小结

采用热水浸提法提取多糖，实验简单方便。不同多糖在不同浓度的醇溶液中溶解度不同，按 80% 的醇浓度沉淀得到部分粗多糖，若改变醇沉时乙醇浓度，可能仍会有多糖沉淀，而多糖具体含量还有待实验进一步探究。冷冻干燥得到粗多糖，提取率 31.65%，高于其他品种的石斛多糖提取率；多糖含量 42%，需进行纯化。对影响多糖提取率的四种因素进行单因素实验，根据结果确定了提取温度、料液比及提取时间三种因素的水平，进而通过响应面实验探究提取率的最佳条件。利用 Design-Expert 软件得到提取模型，温度一次项、温度二次项、料液比一次项、料液比二次项、时间二次项、温度与料液比项极显著；时间一次项、温度时间项显著；料液比与时间项不显著。根据 F 值可知各因素对多糖得率的影响大小顺序为：料液比＞温度＞时间。通过3D曲面和等高线分析验证，温度和料液比相互作用对铁皮石斛多糖的提取率影响极显著，温度和时间相互作用对多糖提取率显著，而料液比和时间相互作用对多糖提取率影响不显著，模拟得到最佳提取条件：提取温度 70.3℃，料液比 1：36.9，提取时间2.18h，此时提取率为 39.51％。重复验证实验对提取条件略做改动，在 70℃，料液比1：37，提取2.18h，提取 2 次，三次实验多糖平均提取率是 39.38％，稍低于模拟所得提取率，说明该条件可用于石斛多糖提取。

第三节 铁皮石斛粗多糖分离纯化

铁皮石斛在全国多省份均有分布，受生长环境、地理位置的影响，不同产地的铁皮石斛各种成分含量各不相同，难以保证其品质，故现有的铁皮石斛质量标准有待完善。本章对广西野生铁皮石斛多糖进行分离纯化，旨在为广西野生石斛质量标准的建立提供数据，并为生物活性的研究奠定基础。

1 仪器与试剂

实验所用的仪器与试剂见表2-3-1、表2-3-2。实验所用试剂均为分析纯。

表2-3-1 主要仪器

仪器	厂家
SHA-C水浴恒温振荡器	金坛市鸿科仪器厂
Cary 60紫外可见分光光度计	安捷伦科技有限公司
DF-101S集热式恒温加热磁力搅拌器	巩义市予华仪器有限责任公司
电子天平	上海佑科仪器仪表有限公司
HH数显恒温水浴锅	常州国宇仪器制造有限公司
DGH-9620A电热恒温鼓风干燥箱	上海一恒科学仪器有限公司
超声波清洗机	洁盟清洗设备有限公司
SHB-ⅢG循环水式真空泵	郑州长城科工贸
Multiskan Go酶标仪	美国赛默飞公司

表2-3-2 主要试剂

试剂	厂家
氯化717阴离子交换树脂	索莱宝科技有限公司
DEAE-52纤维素	大连美仑生物技术有限公司
Sephadex G-100	上海源叶生物科技有限公司
3500Da透析袋	上海源叶生物科技有限公司
氯仿	成都科隆化学品有限公司
正丁醇	阿拉丁生化科技有限公司

2 实验方法

2.1 铁皮石斛粗多糖Sevag法除蛋白

粗多糖溶液中加入Sevag试剂，可使粗多糖中的蛋白质变性沉淀，通过离心除去水层和有机层之间的蛋白沉淀，重复多次至无沉淀。用紫外-可见分光光度计扫描除蛋白后的多糖溶液，以超纯水为空白，280 nm处检测是否有吸收峰。

2.2 铁皮石斛粗多糖脱色

取适量氯化717阴离子交换树脂，分别用0.5 mol/L盐酸溶液和氢氧化钠溶液各浸泡1小时，期间用去离子水洗至中性。将交换树脂加入多糖溶液，55 ℃水浴恒温振荡器处理5 h，进行脱色处理。将溶液离心，取上清液，冻干即得多糖样品。

2.3 铁皮石斛粗多糖柱层析分离

2.3.1 铁皮石斛粗多糖的 DEAE-52 纤维素柱层析

称取 DEAE-52 纤维素30 g，用去离子水浸泡，溶胀过夜。分别用0.5 mol/L盐酸溶液和氢氧化钠溶液各浸泡1 h，期间用去离子水洗至中性。抽干后加入适量去离子水，搅拌均匀成悬液。湿法装柱，不能出现气泡或者干柱，用去离子水平衡24 h。

将层析柱中的去离子水从下端放出，水面高于纤维素1 cm后停止，0.3g粗多糖溶于5 ml 去离子水缓慢加入层析柱上端。去离子水洗脱至蒽酮-硫酸无颜色反应，再用0.1 mol/L、0.2 mol/L、0.3 mol/L、0.4 mol/L、0.5 mol/L 氯化钠溶液洗脱。流速1 ml/min。做管数与吸光度曲线，根据曲线收集主峰部位溶液，用3500 Da透析袋透析2天，冷冻干燥，得到初步纯化多糖。

2.3.2 铁皮石斛粗多糖的 Sephadex G-100 凝胶柱层析

取适量 Sephadex G-100 凝胶粉，加入去离子水，沸水浴1 h溶胀，除去悬浮的杂质，加入适量水配成悬浆。同纤维素柱，湿法装柱，用去离子水平衡24 h。

10 mg/ml的初步纯化多糖2 ml，同法上柱。纯水洗脱，流速0.5 ml/min，蒽酮-硫酸反应检测吸光度并作曲线，收集主峰部位溶液，透析2天，冷冻干燥，得到纯化多糖。

3 结果与讨论

多糖提取液为淡黄色不透明液体，经过氯化717阴离子交换树脂脱色处理，冷冻干燥后的样品为白色稍黄的粉末，说明交换树脂有一定的脱色效果，除去了大部分色素。除蛋白后多糖溶液紫外光谱图见图2-3-1，多糖溶液在紫外280 nm处无吸收峰；说明经 Sevag 法除蛋白后的多糖不含蛋白质。将除蛋白脱色后的粗多糖命名为CP。

粗多糖经 DEAE-52 纤维素柱分离得到2个峰，如图2-3-2所示。第一个峰为去离子水洗脱部分，第二个峰为0.1 mol/L氯化钠溶液洗脱部分。分别收集洗脱组分，冷冻干燥。将纤维素柱所得组分再通过凝胶柱洗脱，洗脱峰均为单一对称的主峰，如图2-3-3，说明在本实验条件下所得两种铁皮石斛多糖为均一多糖，水洗脱部分命名为DOP1，氯化钠溶液洗脱部分命名为DOP2。

与其他产地石斛相比，广西野生铁皮石斛多糖总含量相差不大，杂质虽占粗多糖质量的一半以上，但通过简单的实验即可除去。柱层析分离得到两种多糖，凝胶柱洗脱曲线集中出峰，且呈现对称形状，表明所得多糖纯度较高。

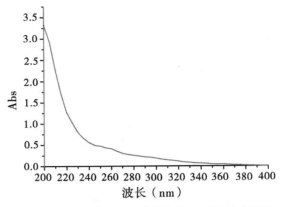

图 2-3-1　铁皮石斛粗多糖除蛋白后紫外光谱图

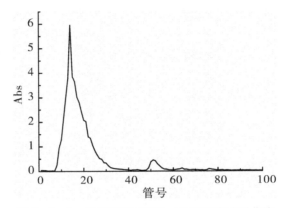

图 2-3-2　铁皮石斛 DEAE-52 纤维素洗脱曲线

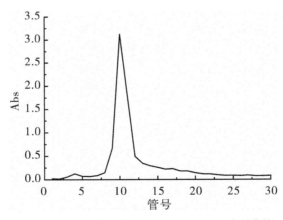

图 2-3-3　铁皮石斛 Sephadex G-100 洗脱曲线

4　小结

粗多糖除蛋白使用正丁醇和三氯甲烷混合的 Sevag 试剂，该法操作简单，试剂易得，缺点是需重复多次才能彻底除去蛋白，不适用于扩大生产。除色素使用氯化 717 阴离子交换树脂，与活性炭除色素效率相当，且树脂颗粒较大，易于离心分离，缺点是使用前需要用酸和碱预处理，使其达到活性状态。DEAE-52 纤维素可吸附离子型物质，如蛋白质、色素等，但色素的堆积会影响多糖的分离效果，故先用树脂除去大部分色素，再进行纤维素柱层析，实验中除了分离出来的两种多糖，纤维素中还可能残留其他成分，所以再次使用纤维素时仍需要进行填料的预处理。葡聚糖凝胶柱是根据多糖分子量大小进行分离，分子量大的先出峰，分子量小的后出峰，另外可判断多糖的纯度，洗脱曲线可以看出 DEAE-52 分离出的两种多糖峰均为单一对称峰，证明多糖纯度较高。

第四节　铁皮石斛多糖结构表征

由于多糖由多种单糖相互连接构成，且单糖的连接位点也各不相同，导致多糖的具体结构难以推测，这成为学界的研究难点，多糖结构的鉴定方法或仪器技术也成为研究热点。不同产地的铁皮石斛多糖所含单糖种类和连接方式各不相同，本章采用现代分析技术对所得多糖进行结构鉴定，为完善广西石斛多糖的研究提供参考。

1　仪器与试剂

实验所用的仪器及试剂见表 2-4-1、表 2-4-2。实验所用试剂均为分析纯。

表 2-4-1　主要仪器

主要仪器	厂家
DGH-9620A 电热恒温鼓风干燥箱	上海一恒科学仪器有限公司
超声波清洗机	洁盟清洗设备有限公司
SHB-ⅢG 循环水式真空泵	郑州长城科工贸
LC-20A 高效液相色谱	日本岛津仪器公司
PL50 高效凝胶色谱	美国 Waters 公司
傅立叶红外光谱仪	日本岛津仪器公司
Edge 原子力显微镜	德国 Bruker 公司
GCMS-QP2010 SEW 气质联用仪	日本岛津仪器公司
400MHz 核磁共振	日本电子株式会社

表 2-4-2　主要试剂

试剂	厂家
D-（＋）-葡萄糖	阿拉丁试剂有限公司
D-（＋）-甘露糖	阿拉丁试剂有限公司
D-（＋）-半乳糖	阿拉丁试剂有限公司
L-鼠李糖	大连美仑生物技术有限公司
D-半乳糖醛酸	中国食品药品检定研究院
木糖	中国食品药品检定研究院
岩藻糖	中国食品药品检定研究院
阿拉伯糖	中国食品药品检定研究院
葡聚糖	美国 Sigma 公司
1-苯基-3-甲基-5-吡唑啉酮（PMP）	索莱宝试剂有限公司
三氟乙酸（TFA）	索莱宝试剂有限公司

2　实验方法

2.1　原子力显微镜分析

称取适量多糖样品，溶解于超纯水中，取一小滴多糖水溶液铺盖在云母片上，室温下自然晾干，再用原子力显微镜对其进行测定。

2.2　红外光谱分析

干燥的多糖样品 1 mg 与适量溴化钾晶体混匀研磨后压片后，用红外光谱仪扫描，扫描范围 400～4000 cm^{-1}。

2.3　高效凝胶色谱分析

配制 0.002 mol/L KH$_2$PO$_4$（含 0.05％ NaN$_3$）作为流动相，3 mg/ml 的葡聚糖标准品进样检测。根据标准葡聚糖的保留时间建立标准曲线及公式。配制 1 mg/ml 的多糖样品溶液进样检测。

色谱柱为 TSKgel G5000PWXL 凝胶柱（7.8 mm×300 mm），进样量 100 μl，柱温 20℃，流速 0.6 ml/min，采用示差折光检测器检测。

2.4　柱前衍生化 HPLC 法测定单糖组成

多糖水解：10 mg 多糖样品中加入 2 mol/L 硫酸溶液 2 ml，氮气保护 100℃水解 8h。加入 0.3 mol/L NaOH 溶液中和，得到多糖水解液，按以下步骤进行衍生化反应。

配置 0.5 mol/L PMP 甲醇溶液、0.3 mol/L NaOH 溶液、0.3 mol/L HCl 溶液。取 200 μl 多糖水解液或标准单糖混合溶液（0.5 mg/ml），加入 PMP、NaOH 溶液各 100 μl，70℃水浴反应 1 h；加入 HCl 溶液 100 μl 中和；加入 CCl$_3$ 1 ml 萃取，离心弃有机层，重复 3 次。水相过 0.22 μm 滤膜除杂，进样检测。

色谱条件：6.8 g KH$_2$PO$_4$ 和 0.9 g NaOH 溶于 1L 超纯水，得 pH 6.8 的磷酸盐缓冲液。磷酸盐缓冲液和乙腈（82∶18）作为流动相等度洗脱。色谱柱为 C$_{18}$ 柱（5 μm，4.6 mm × 250 mm），柱温 30 ℃，进样量 10 μl，流速为 1 ml/min，UV 检测器，检测波长 250 nm。

2.5　核磁共振分析

20 mg 多糖样品溶于 0.5 ml D$_2$O 中，进行 ^{1}H － NMR 和 ^{13}C － NMR 分析。

2.6　单糖连接方式分析

（1）NaOH － DMSO 悬液的制备：0.5 g 细粉状 NaOH 溶于 1 ml 超纯水中，取 0.2 ml NaOH 溶液与 0.2 ml 甲醇混均，加入 6 ml 二甲基亚砜（DMSO）溶液，剧烈振荡后超声 5 min；低速离心，收集沉淀。将多次重复实验的沉淀收集，最后沉淀悬于 4 ml DMSO 中备用。

（2）甲基化：取干燥的 10 mg 多糖样品置于干净的梨型瓶中，溶于 1 ml DMSO 中，通氮气，超声片刻助溶，静置 30 min，加入 0.6 ml NaOH － DMSO 悬液，通氮气，密闭混合超声 30 min。用锡纸包裹反应瓶，在通风橱中冰浴下逐滴加入碘甲烷溶液 1 ml，将带锡纸的反应瓶超声 20 min。加入 3 ml 去离子水终止反应，再加入 3 ml 三氯甲烷，混合均匀，离心去除水相，再加去离子水混合离心，重复几次。加入无水 NaSO$_4$ 除去残留水分，0.45 μm 有机滤膜过滤除杂，溶液减压蒸干。

（3）重复甲基化：重复时按 0.2 ml DMSO、0.2 ml NaOH － DMSO、0.3 ml 碘甲

烷分别添加，多次重复使样品完全甲基化。

（4）水解：加入3 ml 2 mol/L的TFA，玻璃塞塞紧，封口处缠绕保鲜膜密封加固，振荡均匀。120℃下水解4h。冷却，加入0.5 ml甲醇，混匀，40℃减压蒸干，重复几次，以彻底去除TFA。

（5）还原：加入10 mg/ml硼氢化钠1 ml，溶液需现用现配，室温反应2 h。用适量乙酸中和。加入1 ml甲醇，减压蒸干，重复2次。

（6）乙酰化：加入新配制吡啶-乙酸酐（1:1）混合溶液1 ml，120℃反应30 min，减压蒸干。加入1 ml甲醇溶解，减压蒸干。加入2 ml二氯甲烷，进行GC-MS分析。

（7）GC-MS条件：起始温度80℃，保持0.5 min，以3℃/min升温至250℃，保持10 min。载气为氦气，进样量1 μl，分流比1:10。质谱仪在电子冲击（EI）模式下工作，全扫描质量范围为50～500 amu，电离能70 eV，接口温度250℃。质谱检索标准库：NIST。

3 结果与讨论

3.1 DOP1结构分析

采用HPLC-GPC法，经标准曲线计算，得重均分子量（Mw）。根据标准葡聚糖Mw的保留时间得到标准曲线，$y=-0.4394x+10.788$，$r^2=0.9982$。从图2-4-2中可以得出，DOP1的保留时间为12.154 min，经计算，得到样品主要成分峰的Mw为2.76×10^5Da。若多糖分子量偏低，不能形成聚合结构，则不能发挥生物活性；若多糖分子量偏高，形成的四级结构体积过大，不容易通过多层细胞膜，影响其生物活性，因此分子量大小与生物活性息息相关。

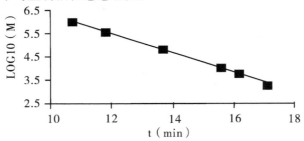

图2-4-1 葡聚糖标准曲线

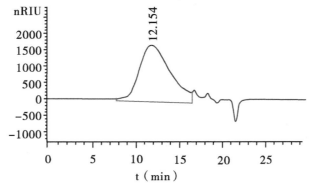

图2-4-2 DOP1的HPLC-GPC检测色谱图

　　DOP1 的原子力显微镜平方和立方光谱图见图 2-4-3。在左侧平面光谱图中，多个分子链缠绕在一起形成不规则的球体，这些不规则的类似球形肿块单体的直径和高度分别在 10~300 nm 和 3~20 nm 的范围内。在立方光谱图中，这些球形肿块的高度远远高于一个单一的多糖链的高度（为 0.1~1 nm），表明该物质是由许多单一多糖链分子所聚合而成的。

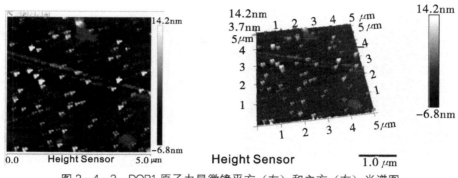

图 2-4-3　DOP1 原子力显微镜平方（左）和立方（右）光谱图

　　采用 PMP 作为衍生化试剂，在样品上加上发色基团，用于 UV 检测。选择八种标准单糖样品作为参照，混合标准单糖和 DOP1 的 HPLC 图见图 2-4-4，两图第一个峰均为 PMP 衍生化试剂峰。DOP1 衍生物经液相色谱分析，分离得到两个峰，与标准单糖的液相色谱图进行比较，得出 DOP1 由甘露糖和葡萄糖组成，计算其峰面积比后得到其摩尔比为 14.72 : 1。大量文献研究表明，铁皮石斛多糖含有葡萄糖和甘露糖，某些还含有半乳糖等单糖。DOP1 单糖组成为甘葡聚糖，这是一种典型的单糖组成。葡萄糖作为动植物体内含量最多的糖类，除了供能，还参与多种反应；而甘露糖则在植物多糖中广泛存在，在某些多糖中，甘露糖作为多糖骨架，连接其他各种单糖。由两种糖组成但不限于这两种糖聚合而成的多糖，具有明显的生物活性。单糖种类的确定及苷键构型可为后续的化学修饰奠定基础。

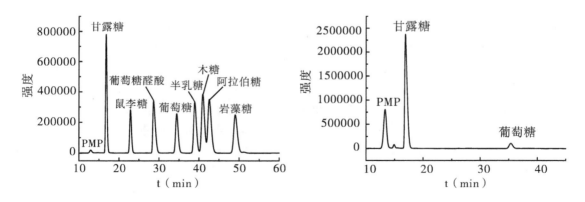

图 2-4-4　八种单糖衍生化后 HPLC 图（左）和 DOP1 衍生化后 HPLC 图（右）

铁皮石斛多糖 DOP1 的红外光谱扫描结果见图 2 - 4 - 5，3379.42 cm⁻¹ 和 1061.08 cm⁻¹ 吸收峰分别由糖分子内或分子间氢键的羟基伸缩振动和变形振动引起；926.96 cm⁻¹ 为吡喃糖环结构，880.72 cm⁻¹ 和 839.63 cm⁻¹ 表明 DOP1 含有 α - D - 糖苷键，1750～1700 cm⁻¹ 之间无吸收，表明不含糖醛酸，为中性糖，这与 HPLC 单糖检测结果相符。

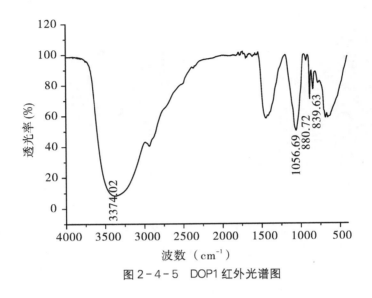

图 2 - 4 - 5　DOP1 红外光谱图

^{1}H - NMR 多用于研究多糖糖苷键的构型特点，α 型糖苷键的质子信号通常集中在大于 5 ppm 的位置，β 型糖苷键的质子信号则小于 5 ppm。在图 2 - 4 - 6 的 DOP1 的氢谱中，异头区的信号分别是 δ5.13 和 δ5.12，说明这些残基是 α 构型的糖苷键，并有两种糖，符合红外结果。化学位移 3.1～4.5 之间存在重叠的多重峰，α - 吡喃糖的异头碳质子信号处于该区域。^{1}H - NMR（400 MHz，D_2O）δ 5.32（s，1H），5.13（s，1H），4.70（s，72H），4.54（dd，J = 7.9，1.5 Hz，2H），3.79（d，J = 12.3 Hz，11H），3.75～3.60（m，13H），3.60～3.03（m，21H），3.12（d，J = 15.3 Hz，3H），3.12（d，J = 15.3 Hz，7H），1.81（d，J = 1.5 Hz，8H）。

从碳谱中得到糖的归属信号，α - D - 甘露糖，δ 95.88（C1），δ 71.39（C2），δ 69.60（C3），δ 69.15（C4），δ 74.09（C5），δ 60.04（C6）；α - D - 葡萄糖，δ 92.05（C1），δ 75.90（C2），δ 71.39（C3），δ 67.50（C4），δ 74.09（C5），δ 61.27（C6）。各碳信号的化学位移符合 α - D - Man 和 α - D - Glc 的特征。碳谱中 δ 82～88 处为呋喃糖的特征信号，DOP1 的谱图中并未有该信号，同样说明该糖为吡喃糖。葡萄糖和甘露糖为六碳醛糖，δ62.31 为 CH_2OH 的化学位移。糖残基信号的归属和确认需要结合二维谱图，在此通过甲基化气质分析糖的连接位点。

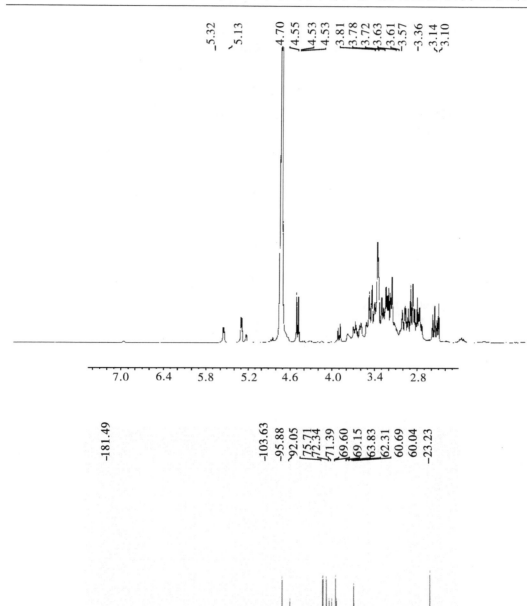

图 2 - 4 - 6　DOP1[1] H - NMR 谱和[13]C - NMR 谱

　　DOP1 经甲基化、水解及乙酰化后，GC - MS 得到两个主要峰，结果见图 2 - 4 - 7。数据库检测峰 1 为 1,3,5,6 - 四 - *O* - 乙酰基 - 2,4 - 二 - 甲氧基 - D - 甘露糖醇，峰 2 为 1,4,5 - 三 - *O* - 乙酰基 - 2,3,6 - 三 - 甲氧基 - D - 葡萄糖醇。多糖甲基化是糖链上的羟基形成甲氧基，水解后单糖上新出现的羟基乙酰化后形成乙酰基，则具有乙酰基的碳就是与其他单糖的连接位点；结合佐治亚大学糖复合物研究中心（CCRC）的糖质谱数据库

（CCSD）中两种糖醇所对应质谱图，可以得到两种糖的连接方式，其中甘露糖为1,3,6位连接，葡萄糖为4位的连接，结合HPLC单糖结果分析得出，DOP1主链由→3,6）Man-（1→组成，侧链由4位连接的葡萄糖组成。DOP1单糖组成及连接方式较简单，结构易推断，结构见图2-4-8。单糖连接方式还能影响生物活性，大量文献研究表明，1,3位连接相较于其他位置连接的单糖或衍生物的生物活性更强，DOP1甘露糖具有1,3,6位的连接，活性研究时可重点考察。

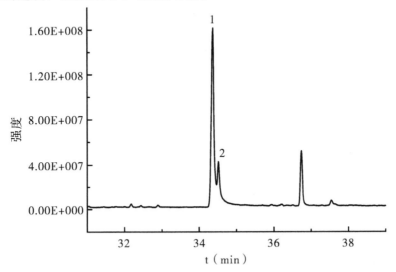

图2-4-7　DOP1甲基化TIC图

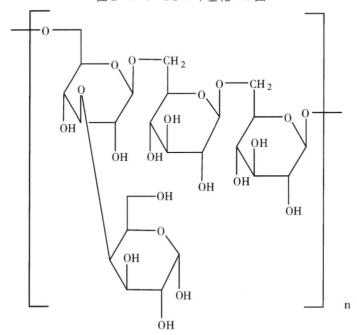

图2-4-8　多糖DOP1结构

3.2　DOP2结构分析

如图2-4-9所示，DOP2凝胶色谱保留时间为17.050 min，计算得到DOP2分子量为$1.95×10^3$ Da。本文首次从铁皮石斛中分离到一种寡糖，寡糖分子大概含有 10 个单糖。文献研究表明，植物寡糖同样具有某些生物活性，如抗氧化、调节免疫等。先前铁皮石斛研究中并未提纯出寡糖，此次发现的寡糖丰富了铁皮石斛的研究，其生物活性有待进一步研究。

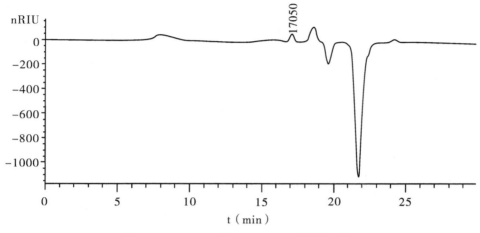

图 2-4-9　DOP2 的 HPLC-GPC 检测色谱图

DOP2 衍生化 HPLC 图见图 2-4-10，经对比得出 DOP2 是由 Man、Glc、Gal、Xyl 组成，计算其峰面积得出其摩尔比为 2.71∶1∶1.01∶1.83。与 DOP1 相比，出现半乳糖和木糖两种糖，单糖组成更为丰富，甘露糖和葡萄糖比例也有很大改变。其他产地铁皮石斛的研究并未发现含有木糖，但由于木糖的结构与其他糖类结构非常接近，不易鉴定，接下来需在同等条件下进行平行实验研究，考察木糖是否可作为专属鉴别将广西产石斛与其他产地石斛区别开来。

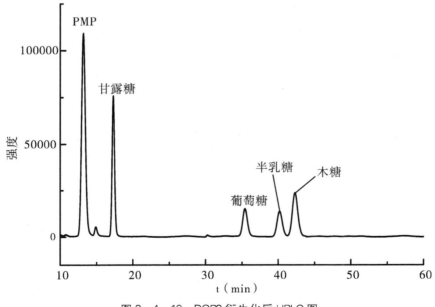

图 2-4-10　DOP2 衍生化后 HPLC 图

DOP2 的红外光谱见图 2 - 4 - 11，3446.31 cm⁻¹ 是多糖中羟基的伸缩振动，1637.73 cm⁻¹ 是缩醛或半缩醛伸缩振动；1009.92 cm⁻¹ 表明多糖含有吡喃糖环结构，876.03 cm⁻¹ 和 831.40 cm⁻¹ 证明含有 α - D - 甘露糖苷，1750～1700 cm⁻¹ 之间无吸收，说明多糖是不含糖醛酸的中性多糖。

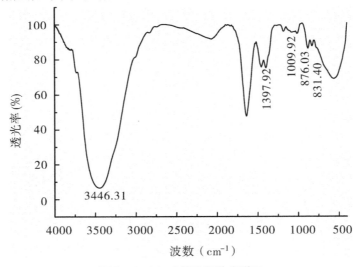

图 2 - 4 - 11　DOP2 红外光谱图

多糖 DOP2 的核磁谱图见图 2 - 4 - 12。异头区范围内的三个信号 δ 4.61、δ 4.64 和 δ 4.65 说明 DOP2 的端基有三种连接方式；δ 3.2～4.3 之间信号说明糖残基是 α 构型的糖苷键，化学位移 2.1～4.35 之间是异头碳质子信号的区域，说明 DOP2 主要由 α 构型吡喃糖苷键连接，与红外光谱分析结果一致。碳谱中，CHOH 在 δ 68～85，CH₂OH 在 δ 62 左右。δ 82～88 之间无信号同样表明 DOP2 为吡喃糖。因为 DOP2 质量较少，所含单糖比例相应较少，碳谱 δ 95～105 之间没有检测到信号，对结构确定有一定影响，需借助气质图谱进一步分析。

¹H - NMR（400 MHz，D2O）δ 4.73（s，5H），4.71（s，48H），4.71（s，48H），5.26 ～ 4.08（m，49H），4.06 ～ 3.92（m，2H），3.92 ～ 3.76（m，2H），3.73 ～ 3.29（m，5H），2.58（ddd，J = 18.4，16.6，4.3 Hz，1H），2.32 ～ 2.13（m，1H），1.78（s，4H），1.19（d，J = 6.9 Hz，4H）。

¹³C - NMR（101 MHz，D₂O）δ 182.54，181.51，166.18，72.47，70.27，69.63，68.41，66.73，62.51，61.12，42.54，23.23，20.01。

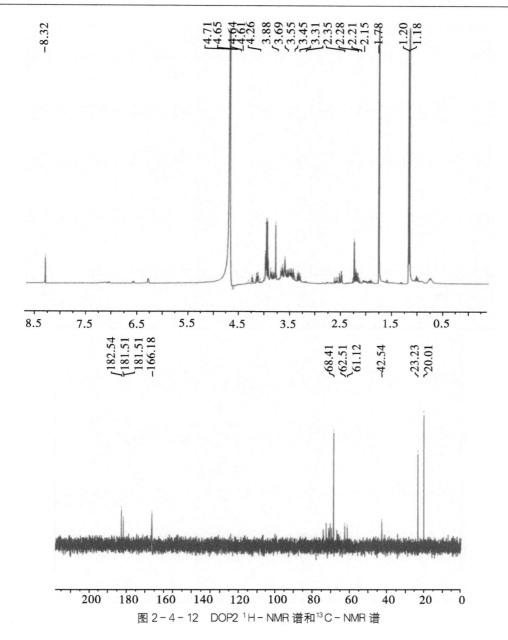

图 2-4-12　DOP2 ^{1}H-NMR 谱和 ^{13}C-NMR 谱

　　DOP2 甲基化气质总粒子流图谱图见图 2-4-13。质谱有六个峰，通过检索结果及质谱数据库检索得到糖的衍生物连接方式及单糖构型，如表 2-4-3。结合 HPLC 图，Man∶Glu∶Gal∶Xyl=2.71∶1∶1.01∶1.83，猜测多糖主链是→3) Man-(6→、→2) Gal-(3→、→2,3) Xyl-(4→组成，6 位连接的半乳糖作为支链，末端连接的为甘露糖和葡萄糖以及部分半乳糖，符合核磁中的三个末端连接结果。DOP2 的单糖类型和连接方式较多，并不能确定单糖与单糖准确的连接顺序。

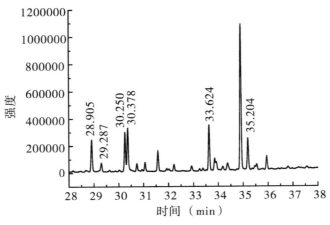

图 2-4-13　DOP2 甲基化 TIC 图

表 2-4-3　甲基化结构分析

序号	时间（min）	检索结果	连接方式
1	28.905	1,3,5,6-四-O-乙酰基-2,4-二-O-甲基-D-甘露醇	3,6-连接的-D-吡喃甘露糖
2	29.278	1,2,3,5-四-O-乙酰基-4,6-二-O-甲基-D-半乳糖醇	2,3-连接的 D-吡喃半乳糖
3	30.250	1,5-二-O-乙酰基-2,3,4,6-四-O-甲基-D-葡萄糖醇	末端-D-吡喃葡萄糖
4	30.378	1,5-二-O-乙酰基-2,3,4,6-四-O-甲基-D-甘露醇	末端-D-吡喃甘露糖
5	33.624	1,5,6-三-O-乙酰基-2,3,4-三-O-甲基-D-半乳糖醇	6-连-D-吡喃半乳糖
6	35.204	1,2,3,4,5-五-O-乙酰基-D-木糖醇	2,3,4-连接的-D-吡喃木糖

4　小结

通过红外光谱、高效凝胶色谱、高效液相色谱、气质联用、核磁共振等现代技术对多糖结构进行分析，结果表明，两种多糖均为纯度较高的均一多糖，红外光谱均显示出多糖特征。DOP1 分子量为 2.76×10^5 Da，为典型的甘葡聚糖，摩尔比为 14.72∶1，糖苷键为 α-D 构型，单糖连接位点为 1,3,6-Man 和 1,4-Glu 位两种。DOP2 分子量 1.95×10^3 Da，首次在广西铁皮石斛中分离到一种寡糖，推测每个分子有 10 个左右单糖构成。DOP2 由四种单糖组成，分别是甘露糖、葡萄糖、半乳糖及木糖，均为 α-D 构型，其摩尔比为 2.71∶1∶1.01∶1.83，多糖主链由→3）Man-（6→、→2）Gal-（3→、→2,3）Xyl-（4→组成，支链则是 6 位连接的半乳糖，末端连接葡萄糖和甘露糖。寡糖本身就有重要的生理功能，因此，从铁皮石斛中分离出一种寡糖具有重要意义，这也是其他研究未发现的。

第五节　铁皮石斛多糖 DOP1 的化学修饰

天然植物中含有大量的多糖，但并不是所有的天然多糖均有活性。一些天然多糖因其结构和理化性质等因素，如黏度大、水溶性差、分子量过大等，不能穿透细胞膜进入细胞发挥作用。多糖的生物活性与其分级结构和理化性质息息相关，结构修饰可解决多糖本身性质问题。

硫酸化修饰具有廉价、易于操作的优点，多用于抗凝血方面的研究，目的是找到肝素的类似物。多糖的乙酰化修饰也称为前沿方向，其修饰多用于抗氧化和免疫调节方面的研究。如通过修饰向黑灵芝多糖中引入乙酰基，改变其构型和活性位点，可使有效基团暴露出来，从而提高与某些受体的作用概率，起到抗氧化免疫作用。

1　仪器与试剂

实验所用仪器和试剂见表 2-5-1、表 2-5-2。实验所用试剂均为分析纯。

表 2-5-1　主要仪器

仪器	厂家
超声波清洗机	洁盟清洗设备有限公司
AUW 320 电子天平	日本岛津仪器公司
SHB-ⅢG 循环水式真空泵	郑州长城科工贸
Multiskan Go 酶标仪	美国赛默飞公司
LGJ-10 真空冷冻干燥机	北京松源华兴科技发展有限公司
DLSB-5/10 低温冷却液循环泵	郑州长城科工贸
HH 数显恒温油浴锅	常州国宇仪器制造有限公司
DGH-9620A 电热恒温鼓风干燥箱	上海一恒科学仪器有限公司
傅立叶红外光谱仪	日本岛津仪器公司

表 2-5-2　主要试剂

试剂	厂家
氯磺酸	阿拉丁试剂有限公司
吡啶	阿拉丁试剂有限公司
乙酸酐	阿拉丁试剂有限公司
β-D-五乙酰葡萄糖	索莱宝试剂有限公司
三氯乙酸	麦克林生化试剂有限公司
三氯化铁	麦克林生化试剂有限公司
甲酰胺	麦克林生化试剂有限公司
氯化钡	索莱宝试剂有限公司
明胶	阿拉丁试剂有限公司

2 实验方法

2.1 多糖硫酸化修饰及表征

2.1.1 多糖硫酸化衍生物的制备（氯磺酸-吡啶法）

搅拌下向6 ml吡啶中加入2 ml氯磺酸，得到白黄色黏稠状液体硫酸化试剂。100 mg DOP1用5 ml甲酰胺超声溶解，于60℃油浴中逐滴加入硫酸化试剂，继续搅拌反应3 h。反应完成后，冰浴中用5 mol/L NaOH溶液中和。纯水透析3天，每24 h换一次水，将硫酸化试剂和被水解的多糖除去，冻干即得硫酸化衍生物Su-DOP1。

2.1.2 红外表征

红外测定同本章第四节"2.2"项。

2.1.3 硫酸基取代度测定（氯化钡-明胶法）

取2.5 g明胶，用去离子水溶解定容至500 ml，加入5 g $BaCl_2$超声溶解，得氯化钡-明胶溶液；取86.7 mg $NaSO_4$用1 mol/L HCl溶解定容于100 ml，得标准硫酸基溶液。按照表2-5-3加入各试剂，充分混合后静置15 min，用酶标仪测定OD_{360}，以不加标准硫酸基溶液的一管为空白测定，做出硫酸基含量（$\mu g/ml$）和吸光度值的标准曲线。

取5 mg Su-DOP1，加入4.5 ml HCl（1 mol/L）溶解。100℃水解2.5 h。取200 μl水解液按表2-5-3方法进行测定。

硫酸基取代度DS＝M × W％/（96－80×W％），其中W％为硫酸基的含量，M为糖残基的分子量，DOP1甘葡聚糖，所以M为162。

表2-5-3 硫酸基标准曲线实验

编号	1	2	3	4	5	6
标准硫酸基溶液（μl）	0	40	80	120	160	200
1 mol/L HCl溶液（μl）	200	160	120	80	40	0
3％三氯乙酸溶液（ml）	3.8	3.8	3.8	3.8	3.8	3.8
氯化钡-明胶溶液（ml）	1.0	1.0	1.0	1.0	1.0	1.0

2.2 多糖乙酰化修饰及表征

2.2.1 多糖乙酰化衍生物的制备

取50 mg DOP1溶于10 ml纯水。500 μl乙酸酐分次添加，每50 μl乙酸酐加入200 μl NaOH溶液，保持体系的pH值在8～10范围内。恒温反应30 min，不断搅拌。反应结束用1 mol/L HCl溶液中和。去离子水透析反应液72 h，每24 h换一次水。冷冻干燥后，得Ac-DOP1。

2.2.2 红外表征

红外测定同第四节"2.2"项。

2.2.3 乙酰基取代度的测定（羟胺比色法）

用20 ml无水乙醇加热溶解0.318 g β-D-五乙酰葡萄糖标准品，纯水定容至50 ml容量瓶，得乙酰基浓度为3.507 mg/ml的β-D-五乙酰葡萄糖标准液；按表2-5-4进行实验，加入NaOH溶液后室温静置20 min；加入HCl溶液中和，静置20 min；加入$FeCl_3$溶液后纯水定容至50 ml，静置10 min。用酶标仪测定OD_{500}，以去离子水代替

β-D-五乙酰葡萄糖标准溶液作为对照，建立乙酰基含量（$\mu g/ml$）和吸光度值标准曲线。

取5 ml的0.4 mg/ml Ac-DOP1样品按表2-5-4方法进行实验。根据标准曲线计算多糖的乙酰基含量。

乙酰基取代度DS＝162W／[4300－（43－1）W]，其中，W为样品中乙酰基的含量。

表2-5-4　乙酰基标准曲线实验

编号	空白	1	2	3	4	5
β-D-五乙酰葡萄糖标准液（ml）	0	0.1	0.2	0.3	0.4	0.5
去离子水（ml）	2.5	2.4	2.3	2.2	2.1	2.0
0.1 mol/L 盐酸羟胺溶液（ml）	2.5	2.5	2.5	2.5	2.5	2.5
1.5 mol/L NaOH 溶液（ml）	2.5	2.5	2.5	2.5	2.5	2.5
2 mol/L HCl 溶液（ml）	1.75	1.75	1.75	1.75	1.75	1.75
0.4 mol/L $FeCl_3$ 溶液（ml）	5.0	5.0	5.0	5.0	5.0	5.0

3　结果与讨论

3.1　硫酸化衍生物红外及取代度分析

Su-DOP1 的红外光谱如图2-5-1。与DOP1图谱相比，其峰型大致相同；新出现1238.58 cm^{-1}吸收峰，由硫酸基中S＝O键的伸缩振动引起，且信号极强，证明多糖上引入了硫；另一处811.02 cm^{-1}吸收峰，由C－O－S的伸缩振动引起。结果表明该衍生物具有硫酸基相应基团吸收峰，且保留了原多糖的基本结构。

采用氯化钡-明胶法测定 Su-DOP1 取代度。标准曲线如图2-5-2，$y＝0.0004x＋0.062$，$r^2＝0.9918$，样品吸光度为0.242，硫酸基含量为447.5 $\mu g/ml$，通过计算 Su-DOP1 的硫酸基取代度为1.20。实验结果表明，多糖分子上成功引入硫酸基，且每个单糖分子上平均有1.2个羟基被硫酸基取代。

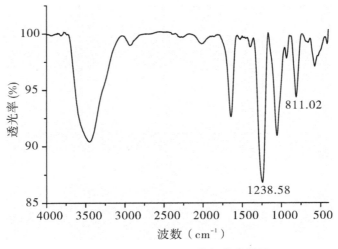

图2-5-1　Su-DOP1 的红外光谱图

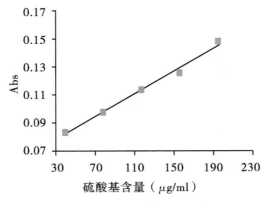

图2-5-2　硫酸基含量标准曲线

3.2　乙酰化衍生物红外及取代度分析

从图2-5-3分析可知，与DOP1图谱相比，其峰型大致相同，证明乙酰化衍生物具有原来多糖的基本结构。新出现1727.56 cm^{-1}峰是C＝O键的振动吸收；1245.67 cm^{-1}处是酯基的C-O伸缩振动，表明乙酰基团已被引入，结合其他吸收峰证明修饰产物具有DOP1的相应结构。

DOP1乙酰化后经透析，冷冻干燥后得到乙酰化产物Ac-DOP1，采用羟胺比色法测定衍生物的取代度。乙酰基标准曲线如图2-5-4所示，$y＝0.009x＋0.107$，$r^2＝0.990$。Ac-DOP1乙酰基浓度为14.63 μg/ml，乙酰基取代度为0.64，每个单糖分子上平均有0.64个羟基被乙酰基取代。

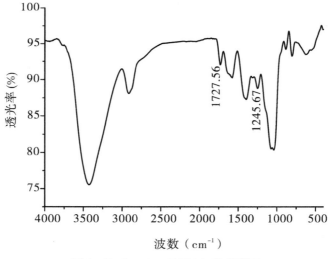

图2-5-3　Ac-DOP1红外光谱图

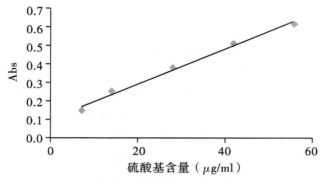

图 2-5-4　乙酰基含量标准曲线

4　小结

多糖的硫酸化和乙酰化分别采用氯磺酸-吡啶法和乙酸酐法进行修饰，方法简单易操作。所得硫酸化衍生物取代度较高，红外光谱显示硫酸基和乙酰基特征峰，表明两种修饰取得成功。通过修饰得到的衍生物分子量有所增加，硫酸化和乙酰化衍生物的生物活性以及分子量增大对生物活性的影响通过体外抗氧化和抗肿瘤进行研究。

第六节　铁皮石斛多糖及其衍生物活性研究

　　植物多糖资源丰富，低毒性，且具有多种生物活性，其药理作用研究已成为许多国内外学者的研究重点，并试着推出多糖类的新药品或保健食品。虽然现在多糖的研究成果日益丰富，但是多集中于实验室的活性研究，几乎无临床实验。随着现代技术的发展和医药水平的进步，多糖的研究势必会朝着多领域的方向发展，为多糖的全面开发和绿色应用奠定坚实的基础。大量文献研究发现，石斛多糖具抗氧化、抗肿瘤、提高免疫力、抗病毒、降血糖以及延缓衰老等生物活性。铁皮石斛多糖能够增强体内过氧化氢酶、谷胱甘肽过氧化物酶和超氧化物歧化酶的活性；铁皮石斛多糖能够增强机体免疫能力，又能促进白介素-2等细胞因子的释放，加快巨噬细胞、T细胞、B细胞的增殖，调节免疫活性。本实验对铁皮石斛多糖及其衍生物活性进行研究。

1　仪器与试剂

　　实验所用仪器与试剂见表2-6-1、表2-6-2。实验所用试剂均为分析纯。

表2-6-1　主要仪器

仪器	厂家
超声波清洗机	洁盟清洗设备有限公司
AUW 320电子天平	日本岛津仪器公司
SHB-ⅢG循环水式真空泵	郑州长城科工贸
1510酶标仪	美国赛默飞公司
DLSB-5/10低温冷却液循环泵	郑州长城科工贸
HH数显恒温油浴锅	常州国宇仪器制造有限公司
DGH-9620A电热恒温鼓风干燥箱	上海一恒科学仪器有限公司
RE-3000旋转蒸发仪	上海亚荣生化有限公司
YXQ-LS-75SII型立式压力蒸汽灭菌锅	上海博讯实业有限公司医疗设备厂
SJ-CJ-2FQ洁净工作台	苏州苏洁净化设备有限公司
TDL-80-2B低速离心机	上海安亭科学仪器厂
CKX41-A32PH-PL荧光倒置显微镜	日本奥林巴斯公司
3111型安全柜	赛默飞世尔科技有限公司
电子天平	上海佑科仪器仪表有限公司
150A型生化培养箱	苏州安泰空气技术有限公司

表 2-6-2　主要试剂

仪器	厂家
维生素 C	索莱宝生物科技有限公司
PBS 缓冲液	索莱宝生物科技有限公司
胰蛋白酶-EDTA 消化液	索莱宝生物科技有限公司
MTT	索莱宝生物科技有限公司
青链霉素混合液	索莱宝生物科技有限公司
铁氰化钾	阿拉丁生化科技有限公司
三氯乙酸	阿拉丁生化科技有限公司
DMSO	阿拉丁生化科技有限公司
无水三氯化铁	萨恩化学技术有限公司
2,2-联氮-二（3-乙基-苯并噻唑-6-磺酸）二铵盐（ABTS）	麦克林生化科技有限公司
DMEM 培养基	赛默飞世尔仪器有限公司
四季青胎牛血清	浙江天杭生物科技有限公司
硫酸亚铁七水合	萨恩化学技术有限公司
过氧化氢	阿拉丁生化科技有限公司
过硫酸钾	阿拉丁生化科技有限公司

2　实验方法

2.1　多糖及衍生物抗氧化实验

2.1.1　清除 ABTS 自由基实验

配制多糖及衍生物溶液。等体积的 7 mmol/LABTS 和 1.4 mmol/L 过硫酸钾溶液混合避光 24 h，得工作液，使用时用纯水调节吸光度为（0.7 ± 0.02）。150 μl 工作液加 50 μl 样品避光反应 6 min，测定 734 nm 吸光度，记为 $A_{样品}$；空白用去离子水代替多糖样品；对照用去离子水代替工作液。阳性对照为维生素 C。按公式计算清除率，重复 3 次，取平均值，下同。

$$清除率（\%）＝［（A_{空白}－A_{样品}＋A_{对照}）/A_{空白}］×100\%$$

2.1.2　清除羟自由基能力

试剂产生的羟基可通过水杨酸显色法测定羟基自由基清除率。200 μl 样品溶液加入浓度均为 2 mmol/L 的 $FeSO_4$ 和 H_2O_2 各 200 μl，反应 10 min；加入 2 mmol/L 水杨酸溶液 200 μl，37℃ 水浴 30 min。酶标仪测定 OD_{510}。空白用去离子水代替样品溶液；对照用去离子水代替水杨酸溶液。以维生素 C 为阳性对照同法测定吸光度。计算各组清除率，重复 3 次，取平均值。

2.1.3　测定总还原能力

取 2.685 g Na_2HPO_4 和 1.95 g NaH_2PO_4 用去离子水溶解定容至 100 ml，得

0.2 mol/L磷酸盐缓冲液（pH＝6.6）。

200 μl样品溶液加入磷酸盐缓冲溶液500 μl、1‰铁氰化钾溶液500 μl，50℃水浴20 min；加入10‰三氯乙酸溶液500 μl，静置10 min；取500 μl反应液，加入去离子水500 μl、0.1‰三氯化铁溶液100 μl，静置10 min。酶标仪测定OD$_{700}$。以维生素 C 为阳性对照品，测定各浓度吸光度。

2.2　多糖及衍生物肿瘤抑制实验

实验所用细胞：人恶性黑色素瘤细胞（A375）、人肝癌细胞（Huh7）、人卵巢癌细胞（SKOV3）、人胶质瘤细胞（U251）。

多糖及衍生物样品用 DMEM 培养基配制成80 mg/mL的母液。MTT 实验时用DMEM 培养基稀释 100 倍。

配制完全培养基（DMEM 培养基＋10 ％胎牛血清＋1 ％青链霉素）、20 $\mu g/ml$5-氟尿嘧啶、5 mg/ml MTT 溶液。

2.2.1　细胞复苏

冻存细胞在37 ℃水浴中快速融化。加入完全培养基，离心弃去混合溶液。加入完全培养基，转移至细胞瓶。在37℃、5％ CO$_2$、饱和湿度的培养箱中培养1～2日使细胞贴壁。

2.2.2　细胞传代及细胞悬液的制备

倒掉细胞瓶中的培养基，用适量 PBS 缓冲液清洗。加入胰蛋白酶进行消化，消化完成加入5 ml完全培养基，离心弃去上清液，加入完全培养基转移至细胞瓶，置于培养箱中进行传代培养。

上述离心后细胞加入适量完全培养基吹散，使每100 μl溶液中含有 5×10^4个细胞，制成细胞悬液，用于 MTT 实验。

2.2.3　MTT 实验

96 孔板最外圈误差较大，不进行实验，只加入100 μl PBS 缓冲液，余下 60 孔则进行实验。第一行前 5 孔加入100 μl完全培养基，作为空白，其余孔均加入100 μl细胞悬液。继续培养24 h。

24 h后，吸出培养基。第一行加入100 μl DMEM 培养基。从第二行开始以倍数稀释法加入多糖样品溶液，每个浓度 5 个孔，由上到下浓度分别为800 $\mu g/ml$、400 $\mu g/ml$、200 $\mu g/ml$、100 $\mu g/ml$、50 $\mu g/ml$，5-氟尿嘧啶同法加入。放入培养箱继续培养48 h。

48 h后，吸出培养基。避光加入20 μl MTT 溶液。继续培养4 h后，每孔加入100 μl DMSO。酶标仪测定OD$_{490}$，重复 3 次，用 GraphPad Prism 软件计算各浓度细胞抑制率。

3　结果与讨论

3.1　抗氧化结果

3.1.1　清除 ABTS 自由基

由图 2-6-1 可知，多糖及衍生物 ABTS 自由基清除率随多糖浓度增加而增加。两种纯化多糖的清除率均不及粗多糖，DOP1 和 DOP2 最大浓度的清除率分别为 38.24% 和 43.64%；粗多糖 5 mg/ml 时清除率为 53.06%，比较得出 CP 中除了多糖，还含有其他一些成分与 ABTS$^+$ 反应，但尚不能明确是何种物质；Ac-DOP1 和 Su-DOP1 的清除率高于其他样品，在最大浓度时清除率分别为 73.11% 和 69.26%，也高于粗多糖清除率，实验证明修饰多糖取得一定抗氧化效果；维生素 C 清除作用明显高于多糖及衍生物样品。粗多糖和纯化多糖虽有一定清除效果，但化学修饰产物新引入的硫酸基或乙酰基更能够与试剂反应，使修饰产物具有比原糖更好的清除效果，结果表明化学修饰可增强多糖清除 ABTS 自由基的效果，具有一定意义。

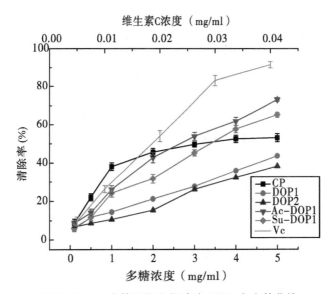

图 2-6-1　多糖及衍生物清除 ABTS 自由基曲线

3.1.2　清除羟自由基

从图 2-6-2 中可以看出，在所测浓度范围内，粗多糖具有最好的清除效果，这也是与其他两种方法最大的区别。粗多糖清除率明显高于修饰多糖和纯化多糖，最大清除率为 84.61%，其他样品从强到弱的清除效果为 Su-DOP1 > Ac-DOP1 > DOP2 > DOP1。低浓度维生素 C 清除率增加缓慢，0.06 mg/ml 时清除率迅速增加至 90%。实验结果表明，粗多糖中的某些物质能有效地清除·OH 自由基，使反应停止，清除率增加。

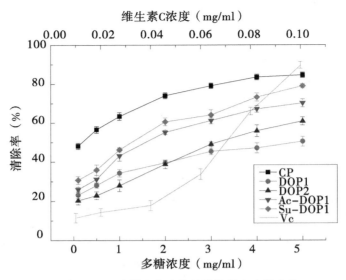

图2-6-2 多糖及衍生物清除羟基自由基曲线

3.1.3 测定总还原能力

如图2-6-3所示，粗多糖和纯化多糖最高浓度的吸光度均低于0.25，且差别不大，与0.04 mg/ml的维生素C吸光度相当，表明粗多糖和纯化多糖都没有较好的还原能力。修饰后多糖的吸光度明显提高，最大浓度Su-DOP1和Ac-DOP1吸光度分别达到0.41和0.37，高于粗多糖吸光度值一倍，表明修饰取得一定效果。推测修饰产物中引入的基团更能将三价铁离子还原成二价，并且反应越可能发生，吸光度越高。

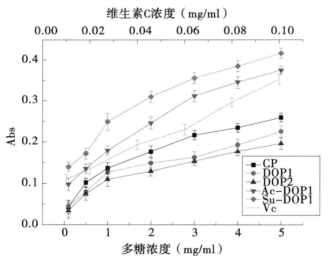

图2-6-3 多糖及衍生物总还原能力

3.2 肿瘤抑制实验结果

如图2-6-4所示，在A375细胞抑制曲线中，在50～800 μg/ml多糖浓度范围内，五种样品呈明显剂量关系，其中硫酸化衍生物整体抑制率明显高于其他样品。总体抑制能力为Su-DOP1＞Ac-DOP1＞CP＞DOP1＞DOP2。最大浓度的硫酸化衍生物抑制率达到67.96%，活性高于乙酰化修饰衍生物。

Huh7 细胞中，对照 5 - 氟尿嘧啶抑制曲线整体都好于样品，20 μg/mL 抑制率已达到60%。五种样品抑制曲线交织在一起，差异不明显。两种纯化多糖浓度在 50 μg/ml 时，抑制率为负值，另外三种抑制率低于10%，表明低浓度的纯化多糖对此种癌细胞有增殖作用。最大浓度的 Ac - DOP1 抑制率为48.89%，没有超过50%，其他样品最大抑制率在35%～45%之间，表明多糖及修饰多糖对此种癌细胞抑制率偏低。

SKOV3 细胞抑制曲线，与 A375 类似，抑制作用为 Su - DOP1 > Ac - DOP1 > CP > DOP1 > DOP2，其中前四种样品浓度增加，抑制率大幅增加。800 μg/mL 时的抑制率分别为71.32%、67.86%、60.16%、45.41%；但是 DOP2 与其他样品相差较大，50 μg/ml 时，DOP2 抑制率为负值，800 μg/ml 时，DOP2 抑制率也仅为 17.40%，相比于其他多糖，DOP2 对此种细胞抑制作用不明显。

在 U251 细胞抑制图中，与其他三种细胞不同的是抑制作用最好的是乙酰化衍生物，接下来是 Su - DOP1 > CP > DOP1 > DOP2，对照 5 - 氟尿嘧啶浓度在 1.25～20 μg/ml 范围内，抑制率从40.76%上升到58.26%。

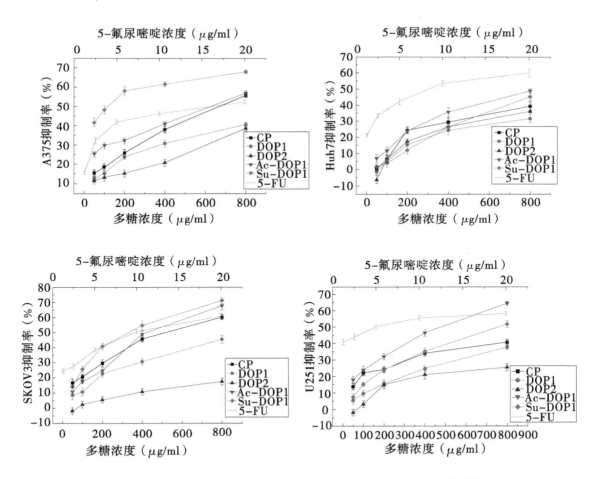

图 2 - 6 - 4　A375 细胞、Huh7 细胞、SKOV3 细胞、U251 细胞抑制曲线

4　小结

体外抗氧化结果表明多糖及衍生物具有一定的抗氧化作用，不同样品对不同的抗氧化实验效果有所不同。粗多糖更易清除羟基自由基，修饰产物对 ABTS 实验和总还原力实验更有效果；粗多糖比纯化多糖效果更好，说明纯化过程中失去了一些具有抗氧化作用的分子；DOP1 和 DOP2 作用不相上下，尽管 DOP1 含有 1,3 位连接的甘露糖，但似乎对抗氧化并没有明显效果。

众所周知，与天然多糖相比，修饰多糖可增强其生物活性，例如抗氧化、抗凝血和抗肿瘤活性等。结合 A375、Huh7、SKOV3、U251 四种细胞抑制曲线可以看出，几种样品抑制率都呈现出修饰多糖＞粗多糖＞纯化多糖的趋势，说明硫酸化和乙酰化修饰多糖具有明显效果，表明该化学修饰是成功的，因此对铁皮石斛多糖的研究具有一定意义，但对于不同癌症细胞，两种修饰各有高低，说明并不是所有修饰都会起到作用。与抗氧化类似，粗多糖的抑制率仍高于纯化多糖，首先，在纯化阶段，柱层析和透析等除去了一些协同作用的小分子物质或多肽；其次，在 DEAE‐52 纤维素柱层析过程中，一些多糖残留在填料中，因此与粗多糖相比纯化多糖抑制率降低。除了作用都不太明显的 Huh7 细胞，DOP1 比 DOP2 具有更好的肿瘤抑制作用，尤其是对 SK‐OV3 细胞，猜测 DOP1 具有 1,3 位连接的甘露糖使肿瘤抑制效果更明显，而寡糖 DOP2 的分子量偏小，只具有 10 个左右单糖，影响其构成活性位点，而具体的构效关系还有待进一步研究。

第七节　结论与展望

广西具有极少的野生石斛资源，同时人工种殖石斛充斥市场，鱼龙混杂，为确保铁皮石斛产品的品质，对石斛产品进行有效分析鉴别和监管，因此选取广西野生铁皮石斛进行科学研究。近年来石斛研究日益丰富，但大多仍集中在多糖的提取工艺和纯化方法，对于多糖的准确结构有待进一步研究，且对纯化多糖的构效关系研究较少，作用机理尚不明确，同时多糖的修饰效果也有待深入研究。

基于上述铁皮石斛研究现状，为进一步保护、发展和应用广西野生铁皮石斛，本研究对国内外相关植物多糖及铁皮石斛的文献进行研究，虽有不同产地的铁皮石斛多糖提取，但未涉及广西野生铁皮石斛多糖的结构鉴定，或未标明原料产自广西野生。本研究以问题为导向进行研究。

采用热水浸提法，通过单因素和响应面实验探究多糖提取率的最佳条件。从模型的方差、显著性及3D曲面分析可知，温度和料液比相互作用对铁皮石斛多糖的提取率影响极显著，温度和时间相互作用对多糖提取率显著。软件模拟最佳提取条件的多糖得率为39.51%。表明该工艺适用于石斛多糖的提取。

粗多糖经分离纯化得到两个多糖组分（DOP1和DOP2），通过原子力显微镜、红外光谱、高效凝胶色谱、高效液相等现代技术对多糖结构进行分析，两种多糖纯度较高。红外表明DOP1含有吡喃糖苷，为α构型的甘葡聚糖，摩尔比为14.72∶1，键型为1,3,6位和4位连接两种，分子量为2.76×10^5 Da。DOP2分子量为1.95×10^3 Da，首次在广西铁皮石斛中分离到一种寡糖，DOP2由Man、Glc、Gal、Xyl组成，单糖摩尔比为2.71∶1∶1.01∶1.83，多糖主链由→3) Man-(6→、→2) Gal-(3→、→2,3) Xyl-(4→组成，支链是半乳糖连接，末端为葡萄糖和甘露糖。通过柱层析从粗多糖中分离得到一种寡糖，这是其他研究中未发现的。某些寡糖同样具有降血糖、抗氧化等多种生物活性，且植物来源寡糖的研究也越来越多。从石斛中分离得到寡糖，丰富了广西铁皮石斛的研究，对广西铁皮石斛的发展有一定意义，为进一步开发应用广西铁皮石斛提供相关技术资料和理论依据。寡糖衍生物及活性关系还有待继续研究。

对含量较多的DOP1进行硫酸化和乙酰化修饰，取代度分别为1.20和0.64，红外光谱显示具有对应的特征峰。以抗坏血酸为对照，采用三种方法来评价抗氧化活性。以5-氟尿嘧啶为对照，考察对癌细胞的抑制作用，以比较提取多糖和修饰多糖的活性。除了清除羟自由基实验，其他活性实验结果都显示修饰多糖具有良好效果，其清除率或抑制率为修饰多糖＞粗多糖＞纯化多糖。化学修饰使多糖分子更易透过多层细胞膜进入机体发挥药理作用，对于不同的抗氧化实验或不同癌细胞，硫酸化修饰和乙酰化修饰各有高低，显示出不同的效果。粗多糖的抑制率或清除率高于纯化多糖，首先，在纯化阶段，柱层析和透析等除去了一些协同作用的小分子物质或多肽；其次，在DEAE-52纤维素柱层析过程中，一些多糖残留在填料中，因此与粗多糖相比纯化多糖抑制率降低。DOP1比DOP2具有更好的肿瘤抑制作用，尤其是对SKOV3细胞，猜测DOP1具有1,3位连接的甘露糖使肿瘤抑制效果更明显，而寡糖DOP2的分子量偏小，只具有大概 10 个单糖，影响其构成活性位点。通过以上研究，为全面开发广西铁皮石斛多糖提供了理论依据。

铁皮石斛自古就被誉为"药中黄金"，位于中华"九大仙草"之首，在民间享有很高的声誉。从中提取的粗多糖包含糖类、蛋白质、无机盐等成分，并不能在分子水平上阐述其具体成分的药用机理，所以构效关系和质量控制是今后的研究重点。随着人们对养生和健康的要求越来越高，铁皮石斛的市场需求也越来越大。但是野生石斛已经很少，广西野生石斛资源也已处于濒危状态，现在市售的石斛大多为人工培养的。人工培养的铁皮石斛是否具有野生石斛同样的生物活性还有待研究，人工与野生石斛专属鉴别及活性差异也是今后重点研究之一，以更好地开发利用铁皮石斛多糖。

参考文献

[1] 姚新生. 天然药物化学：3 版［M］. 北京：人民卫生出版社，2001.

[2] 吴寿金，赵泰，秦永琪. 现代中草药成分化学［M］. 北京：中国医药科技出版社，2002.

[3] 余冬生，吴莹莹，冯婷，等. 金针菇子实体多糖 FVPB2 对小鼠 T 淋巴细胞和巨噬细胞的免疫调节作用［J］. 菌物学报，2019，38（6）：982-992.

[4] 王慧，胡元亮，邱树磊，等. 大蒜多糖的提取纯化及对鸡体外外周血淋巴细胞增殖的影响［J］. 黑龙江畜牧兽医，2018（3）：195-198.

[5] 杨翠萍，蔡棍，宣锦，等. 仙茅多糖对小鼠巨噬细胞吞噬活性的影响［J］. 中国民族民间医药，2019，28（8）：20-23.

[6] 耿玉梅，张振巍，石磊. 防风多糖对过敏性鼻炎大鼠免疫因子的影响［J］. 中国药师，2017，20（7）：1188-1191.

[7] 俞泉宇，李义，何沅滨，等. 竹笋多糖对中华绒螯蟹血清中非特异性免疫因子的影响［J］. 饲料研究，2013（3）：63-66.

[8] 郭菁菁，赵英杰，李伟，等. 三叶青地上部分多糖对乳腺癌小鼠的抗肿瘤作用［J］. 中成药，2019，41（4）：916-919.

[9] 刘相文，侯林，崔清华，等. 金樱子多糖的提取优化及其体外抗病毒活性研究［J］. 中药材，2017，40（7）：1681-1684.

[10] Zhang L L，Gu J X，Chen Y J，et al. A study on four antioxidation effects of *lycium barbarum* polysaccharides in vitro［J］. Afr J Tradit Complement Altern Med，2013，10（6）：494-498.

[11] 任丽君，袁洁，姚军. 新疆不同产地红花多糖含量测定及抗氧化活性研究［J］. 新疆医科大学学报，2018，41（2）：229-233.

[12] 王再花，叶庆生，李杰，等. 4 种石斛的多糖对高血压大鼠降血压的影响［J］. 热带作物学报，2017，38（9）：1764-1768.

[13] 缪化春，沈业寿. 天麻多糖的降血压作用［J］. 高血压杂志，2006，14（7）：531-534.

[14] 汪效英，刘广芬，陈崇宏，等. 灵芝多糖的提取纯化及 GLP₂抗血液凝固和抗血栓形成作用［J］. 福建医科大学学报，2002，36（2）：189-192.

[15] 杨洁，马英慧，崔秀成，等. 三七多糖对糖尿病模型大鼠的降血糖作用和眼视网膜病变的治疗作用及其机制［J］. 吉林大学学报（医学版），2017，43（4）：734-738.

[16] 曾诚，杨晓艺，赵文惠. 昆仑雪菊多糖预防急性及免疫性肝损伤［J］. 时珍国医国药，2017，28（11）：2604-2607.

[17] Yuan L L，Duan X W，Zhang R T，et al. Aloe polysaccharide protects skin cells from UVB irradiation through Keapl/Nrf2/ARE signal pathway［J］. J Derma-

tolog Treat，2020，31（3）：300－308.

[18] 梁图. 天然来源的糖类化合物分离分析研究 [D]. 上海：华东理工大学：2015.

[19] 周桂芬，庞敏霞，陈素红，等. 铁皮石斛茎、叶多糖含量及多糖部位柱前衍生化-高效液相色谱指纹图谱比较研究 [J]. 中国中药杂志，2014，39（5）：795－802.

[20] 金小丽，苑鹤，斯金平，等. 开花对铁皮石斛多糖质量分数及单糖组成的影响 [J]. 中国中药杂志，2011，36（16）：2176－2178.

[21] Meng L Z，Lv G P，Hu D J，et al. Effects of Polysaccharides from Different Species of *Dendrobium*（*Shihu*）on Macrophage Function [J]. Molecules，2013，18（5）：5779－5791.

[22] 余丽丽，汪娇梅，黄锁义. 广西凌云野生铁皮石斛多糖含量测定及抗氧化性研究 [J]. 时珍国医国药，2014，25（12）：2842－2845.

[23] 黄丽，文凤娟，李桂琼，等. 铁皮石斛多糖提取工艺及优化研究 [J]. 云南农业大学学报（自然科学），2017，32（5）：887－892.

[24] 邱现创，赵宁，李晨，等. 铁皮石斛多糖提取工艺优化及对果蝇抗氧化能力的影响 [J]. 食品科学，2018，39（2）：273－280.

[25] 王玲，唐德强，王佳佳，等. 铁皮石斛原球茎与野生铁皮石斛多糖的抗菌及体外抗氧化活性比较 [J]. 西北农林科技大学学报（自然科学版），2016，44（6）：167－172，180.

[26] 国家药典委员会. 中华人民共和国药典：2015 年版 一部 [S]. 北京：中国医药科技出版社，2015.

[27] 滕建北. 铁皮石斛与美花石斛茎尖生长机理及其多糖累积规律研究 [D]. 成都：成都中医药大学，2009.

[28] 赖家业，林少芳，何荣，等. 广西雅长兰科植物自然保护区石斛属植物资源保护与利用 [J]. 安徽农业科学，2008，36（5）：1824－1825，1829.

[29] 覃国乐，覃文更，谭卫宁，等. 广西木论自然保护区铁皮石斛种群资源调查 [J]. 现代农业科技，2011（11）：145－147.

[30] Lin X，Sze C W，Tong Y，et al. Protective Effect of *Dendrobium officinale* Polysaccharides on Experimental Sjogren's Syndrome [J]. Journal of Complementary and Integrative Medicine，2010，7（1）：4－18.

[31] Lin X，Liu J Y，Chung W Y，et al. Polysaccharides of *Dendrobium officinale* induce aquaporin 5 translocation by activating M3 muscarinic receptors [J]. Planta medica，2015，81（2）：130－137.

[32] 陈泳荪，刘文洪. 铁皮石斛多糖提取工艺及其对高糖诱导血管内皮细胞 NF－κB 表达干预的研究 [J]. 山西中医学院学报，2011，12（2）：28－31.

[33] 吴人照，杨兵勋，李亚平，等. 铁皮石斛多糖对 SHR－sp 大鼠抗高血压中风作用的实验研究 [J]. 中国中医药科技，2011，18（3）：204－205，210.

[34] Lin X，Sze C W，Ng T B，et al. Polysaccharides of *Dendrobium officinale* inhibit TNF－α－induced apoptosis in A－253 cell line [J]. Inflammation Research，2013，62（3）：313－324.

[35] 吴迪，蔡成岗，沙如意. 铁皮石斛多糖提取工艺优化研究 [J]. 浙江科技学院学报，2016，28 (6)：444 - 449.

[36] 秦向东，宁玲，闫小颜. 棒节石斛中的多糖分布及提取工艺研究 [J]. 云南农业大学学报，2011，26 (3)：430 - 433.

[37] 张燕，张树森，王飞，等. 近年来植物多糖提取方法研究进展 [J]. 农产品加工，2015 (6)：65 - 68，72.

[38] 刘艳艳，魏明，孟鸽，等. 超声波辅助提取霍山石斛多糖及其抗氧化活性研究 [J]. 食品科技，2016，41 (5)：213 - 218.

[39] 黄晓君，聂少平，王玉婷，等. 铁皮石斛多糖提取工艺优化及其成分分析 [J]. 食品科学，2013，34 (22)：21 - 26.

[40] 尚喜雨，王传铭. 正交实验优选铁皮石斛多糖提取工艺的研究 [J]. 辽宁中医杂志，2010，37 (4)：708 - 709.

[41] 蔡兴，王美娜，梁权辉，等. 响应面法优化铁皮石斛叶闪式提取工艺 [J]. 亚太传统医药，2016，12 (7)：48 - 52.

[42] Liang J，Wu Y F，Yuan H，et al. *Dendrobium officinale* polysaccharides attenuate learning and memory disabilities via anti - oxidant and anti - inflammatory actions [J]. International Journal of Biological Macromolecules，2019，126：414 - 426.

[43] 杨岩，李利君，吴妙灵，等. 酶法提取铁皮石斛多糖工艺优化及对挥发性成分的影响研究 [J]. 激光生物学报，2017，26 (3)：274 - 280，216.

[44] 尚喜雨. 水提法·酶法提取铁皮石斛多糖的比较研究 [J]. 安徽农业科学，2010，38 (18)：9787 - 9788.

[45] 李国涛，杨浩，伏秦超. 铁皮石斛多糖活性炭脱色研究 [J]. 农技服务，2017，34 (5)：31 - 33.

[46] 严婧，夏伯候，章莹，等. 响应面法优选铁皮石斛总多糖脱蛋白工艺 [J]. 中国实验方剂学杂志，2016，22 (17)：19 - 22.

[47] 华允芬. 铁皮石斛多糖成分研究 [D]. 杭州：浙江大学，2005.

[48] 宾宇波，王亚芸，安欣，等. 铁皮石斛多糖分离纯化及单糖组成测定 [J]. 食品工业科技，2014，35 (4)：122 - 125.

[49] 王琳炜，欧阳臻，张碧娟，等. 霍山铁皮石斛多糖的脱蛋白工艺及结构分析 [J]. 食品科学，2017，38 (12)：164 - 170.

[50] 龚庆芳，周浩，王新桂，等. 7 种石斛多糖质量分数的测定及单糖组成分析 [J]. 食品科技，2013，38 (3)：172 - 175.

[51] 罗秋莲，唐专辉，张雪凤，等. 铁皮石斛多糖的分离纯化及其结构研究 [J]. 广西大学学报（自然科学版），2016，41 (6)：2060 - 2066.

[52] 宾宇波. 铁皮石斛多糖结构及抗氧化性初步研究 [D]. 北京：北京林业大学，2014.

[53] 童微，余强，李虎，等. 铁皮石斛多糖化学修饰及其对免疫活性的影响 [J]. 食品科学，2017，38 (7)：155 - 160.

[54] 乐晗. 铁皮石斛多糖结构及其硫酸化衍生物活性研究 [D]. 遵义：遵义医学院，2017.

[55] Fu Y S, Zhang J N, Chen K N, et al. An in vitro fermentation study on the effects of *Dendrobium officinale* polysaccharides on human intestinal microbiota from fecal microbiota transplantation donors [J]. Journal of Functional Foods, 2019, 53: 44 - 53.

[56] Huang K W, Li Y R, Tao S C, et al. Purification, characterization and biological activity of polysaccharides from *Dendrobium officinale* [J]. Molecules, 2016, 21 (6): 701.

[57] Xia L J, Liu X F, Guo, H Y, et al. Partial characterization and immunomodulatory activity of polysaccharides from the stem of *Dendrobium officinale* (*Tiepishihu*) in vitro [J]. Journal of Functional Foods, 2012, 4 (1): 294 - 301.

[58] 何铁光，杨丽涛，李杨瑞，等. 铁皮石斛原球茎多糖 DCPP3c - 1 的分离纯化及结构初步分析 [J]. 分析测试学报，2008, 27 (2): 143 - 147.

[59] 李静文. 石斛多糖对糖尿病大鼠视网膜保护性作用的研究 [D]. 蚌埠：蚌埠医学院，2016.

[60] Xing X H, Cui S W, Nie S P, et al. Study on *Dendrobium officinale* O -acetyl-glucomannan (Dendronan®): Part I. Extraction, purification, and partial structural characterization [J]. Bioactive Carbohydrates and Dietary Fibre, 2014, 4 (1): 74 - 83.

[61] Chen H J, Cong Q F, Du Z Y, et al. Sulfated fucoidan FP08S2 inhibits lung cancer cell growth in vivo by disrupting angiogenesis via targeting VEGFR2/ VEGF and blocking VEGFR2/Erk/VEGF signaling [J]. Cancer Letter, 2016, 382 (1): 44 - 52.

[62] Wang J H, Zha X Q, Luo J P, et al. An acetylated galactomannoglucan from the stems of *Dendrobium nobile* Lindl [J]. Carbohydrate Research, 2010, 345 (8): 1023 - 1027.

[63] 邱现创. 铁皮石斛多糖提取工艺优化及其抗氧化活性研究 [D]. 太原：山西大学，2017.

[64] 陈栋才. 铁皮石斛多糖的提取、分离纯化、结构及生物活性研究 [D]. 福州：福建师范大学，2015.

[65] 陈立弟. 铁皮石斛多糖的提取、抗氧化活性及其多糖/介孔二氧化硅纳米粒的制备研究 [D]. 深圳：深圳大学，2017.

[66] Xie S Z, Hao R, Zha X Q, et al. Polysaccharide of *Dendrobium huoshanense* activates macrophages via toll - like receptor 4 - mediated signaling pathways [J]. Carbohydrate Polymers, 2016, 146: 292 - 300.

[67] 韩冉，李卿，王汝华，等. 铁皮石斛多糖提取工艺优化及分子量分析 [J]. 农产品加工（上半月），2017 (9): 28 - 32.

[68] 罗秋莲. 铁皮石斛多糖的分离纯化、结构分析和抗氧化活性研究 [D]. 南宁：广

西大学，2016.

[69] 苑鹤，白燕冰，斯金平，等. 柱前衍生 HPLC 分析铁皮石斛多糖中单糖组成的变异规律 [J]. 中国中药杂志，2011，36（18）：2465－2470.

[70] 林雪. 糖类物质的 PMP（1－苯基－3－甲基－5－吡唑啉酮）衍生化及 HPLC 和 MALDI－TOF 分析 [D]. 西安：西北大学，2006.

[71] 伍燕，申利群，朱华. 假芝菌丝体多糖 ARP 的纯化、结构及抗氧化活性 [J]. 食品与发酵工业，2019，45（9）：214－219.

[72] 司华阳. 霍山石斛多糖研究 [D]. 合肥：安徽中医药大学，2017.

[73] 陈思思，吴蓓，谭婷，等. 白及多糖 BSP－1 的分离纯化、结构表征及抗肿瘤活性研究 [J]. 中草药，2019，50（8）：1921－1926.

[74] 王亚涛. 灵芝孢子粉多糖的分离纯化与结构鉴定 [D]. 上海：上海海洋大学，2017.

[75] 管宁，韩建东，李瑾，等. 天然寡糖的研究进展 [J]. 山东农业科学，2013，45（7）：141－145.

[76] He T B, Huang Y P, Yang L, et al. Structural characterization and immuno-modulating activity of polysaccharide from *Dendrobium officinale* [J]. International Journal of Biological Macromolecules，2016，83：34－41.

[77] 邱美玲. K4 多糖及其硫酸化衍生物结构和生物活性研究 [D]. 无锡：江南大学，2018.

[78] 靳灿. 金钗石斛多糖的结构鉴定及其乙酰化和硫酸化衍生物的生物活性研究 [D]. 遵义：遵义医学院，2017.

[79] 王警. 乙酰化和羧甲基化龙眼肉多糖的制备及其抗氧化和免疫调节活性的研究 [D]. 南宁：广西医科大学，2016.

[80] 蔡燕妮. 重楼多糖的化学修饰及体外活性研究 [D]. 汉中：陕西理工大学，2018.

[81] Butrim S M, Bil'dyukevich T D, Butrim N S, et al. Sulfation of Carboxy Starch with Sodium Pyrosulfate in Dimethyl Sulfoxide [J]. Russian Jourwal of Applied Chemistry，2010，83（1）：134－138.

[82] 房芳，柳春燕，陈靠山，等. 多糖乙酰化修饰的最新研究进展 [J]. 黑龙江八一农垦大学学报，2017，29（2）：42－47.

[83] Wang S, Wei F J, Cai Y P, et al. Anti－oxidation activity in vitro of polysaccharides of *Dendrobium Huoshanense* and *Dendrobium Moniliforme* [J]. Agricultural Science& Technology，2009，10（6）：121－124.

[84] Hu Y C, Zhang J M, Zou L, et al. Chemical characterization, antioxid ant, immune－regulating and anticancer activities of a novel bioactive polysaccharide from Chenopodium quinoa seeds [J]. International Journal of Biological Macromolecules，2017，99：622－629.

[85] Luo Q L, Tang Z H, Zhang X F, et al. Chemical properties and antioxidant activity of a water－soluble polysaccharide from *Dendrobium officinale* [J]. International Journal of Biological Macromolecules，2016，89：219－227.

[86] 王琳炜. 霍山铁皮石斛多糖 DOPA-1 的结构特征及对 HepG2 细胞凋亡的影响 [D]. 镇江：江苏大学，2017.

[87] Fan H R，Wang J P，Meng Q R，et al. Extraction optimization，preliminary characterization，and bioactivities of polysaccharides from *Silybum marianum* meal [J]. Journal of Food Measurement and Characterization，2019，13（4）：1031-1039.